Dr Odilon Martin

ANCIEN PRÉPARATEUR A L'INSTITUT PASTEUR DE MONTPELLIER

ANCIEN AIDE ET CHEF DE CLINIQUES MÉDICALES
(HÔPITAUX ET UNIVERSITÉS DE MONTPELLIER ET DE CLERMONT-FERRAND)

ANCIEN CHEF DU LABORATOIRE DE PATHOLOGIE GÉNÉRALE
A L'UNIVERSITÉ DE LYON

CORRESPONDANT NATIONAL DE LA SOCIÉTÉ DE THÉRAPEUTIQUE

LE

TRAITEMENT DE VICHY

Effets Physiologiques et Thérapeutiques

Conduite Clinique

Régimes

DEUXIÈME ÉDITION ENTIÈREMENT REFONDUE

PARIS
J.-B. BAILLIÈRE ET FILS
Éditeurs
efeuille, 19

TOURS
IMPRIMERIE PAUL BOUSREZ
J. ALLARD, SUCCʳ
5, Rue de Lucé, 5

1908

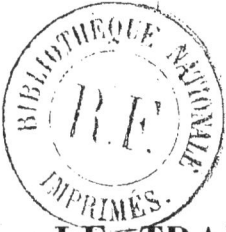

LE TRAITEMENT DE VICHY

Effets Physiologiques et Thérapeutiques

Conduite Clinique

Régimes

Dr Odilon Martin

ANCIEN PRÉPARATEUR A L'INSTITUT PASTEUR DE MONTPELLIER

ANCIEN AIDE ET CHEF DE CLINIQUES MÉDICALES
(HÔPITAUX ET UNIVERSITÉS DE MONTPELLIER ET DE CLERMONT-FERRAND)

ANCIEN CHEF DU LABORATOIRE DE PATHOLOGIE GÉNÉRALE
A L'UNIVERSITÉ DE LYON

CORRESPONDANT NATIONAL DE LA SOCIÉTÉ DE THÉRAPEUTIQUE

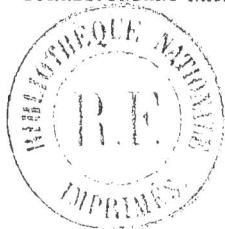

LE
TRAITEMENT DE VICHY

Effets Physiologiques et Thérapeutiques

Conduite Clinique

Régimes

DEUXIÈME ÉDITION ENTIÈREMENT REFONDUE

PARIS
J.-B. BAILLIÈRE ET FILS
Editeurs
19, Rue Hautefeuille, 19

TOURS
IMPRIMERIE PAUL BOUSREZ
J. ALLARD, SUCCʳ
5, Rue de Lucé, 5

1908

LE TRAITEMENT DE VICHY

Effets physiologiques et thérapeutiques

Conduite clinique = Régime

CHAPITRE I

Considérations préliminaires

Bien loin de tenir dans une formule univoque qui se résumerait, suivant une erreur trop répandue encore, à l'ingestion d'eaux minérales, le *traitement de Vichy* représente en réalité la synthèse d'un certain nombre de procédés thérapeutiques diversement combinés, au gré des indications présentées par chaque malade.

Ainsi envisagée, la cure de Vichy constitue un traitement fort complet qui, le plus souvent, s'adresse à la fois aux *causes* morbides et aux *symptômes* essentiels, permet de modifier profondément le *terrain* lorsque la nutrition trop altérée empêche l'organisme de réagir utilement aux sollicitations thérapeutiques, et peut, enfin, laisser une *guérison* durable ou définitive, après avoir rapidement amendé les manifestations douloureuses.

Une telle conception du traitement de Vichy est parfaitement légitime si l'on songe aux multiples ressources thérapeutiques mises à la disposition des malades. Ces ressources sont de quatre catégories au moins, dont les deux premières, bien distinctes au point de vue du mode d'action mais l'une et l'autre *caractéristiques*, sont véritablement *spéciales à la station* puisque leur valeur curative résulte entièrement des propriétés physiques, chimiques et surtout *physiologiques* des eaux thermo-minérales de Vichy.

Ces ressources thérapeutiques sont :

a) *L'eau minérale en boisson.*

b) Les pratiques externes pour lesquelles l'eau minérale prend contact avec les téguments ou les muqueuses pendant un temps assez prolongé pour que la *thermalité* et la *minéralisation* puissent exercer une action prépondérante : *bains de Vichy* et *entéroclyses* surtout; puis *massages sous l'eau, irrigations vaginales* et *lavages d'estomac.*

c) Toute la gamme des *pratiques hydrothérapiques* par lesquelles on pourra influencer puissamment l'état général, ou agir plus particulièrement sur un appareil physiologique, une région ou simplement un viscère déterminé (foie, estomac, rate...).— Ce seront surtout : les grandes *douches à percussion* (chaudes, tièdes, écossaises, etc.) ; les *bains de siège* à eau courante ; les douches avec massage sous l'eau, en position horizontale (*douche-massage de Vichy*); les *bains de chaleur sèche* et les bains de *vapeur*, etc...

Dans le même ordre d'idées, nous aurons à envisager divers autres *traitements externes* auxquels on a recours moins systématiquement : le *massage sec*, d'application relativement fréquente ; l'*électrothérapie*, les inhalations d'*oxygène*, la *mécanothérapie*, la *cure de terrain*.

d) Enfin le *traitement diététique*, dont l'importance est grande : j'insiste sur ce point car on peut poser en principe que la cure thermale ne peut développer tous les effets et amener une guérison stable *qu'autant que le malade aura été soumis, à Vichy, et aura appris à suivre un régime adapté à son état.*

Une cinquième part devrait être attribuée au traitement *médicamenteux* auquel il est parfois nécessaire de recourir, le moins souvent possible d'ailleurs.

Sous la réserve des cas exceptionnels ou des complications intercurrentes, on se bornera, en règle générale, à ne prescrire que les médicaments jugés strictement nécessaires pour faire tolérer la cure thermale : par exemple des *laxatifs* ou des *dérivatifs intestinaux ;* ou bien la *belladone* pour faire accepter plus aisément l'entéroclyse...

Mais ceci déjà sort du cadre de ce travail : il n'y a donc pas lieu d'insister.

CHAPITRE II

Etude pharmacologique [1]

Deux importants facteurs s'associent pour donner aux eaux de Vichy la place considérable qu'elles occupent dans la thérapeutique : leur *thermalité* d'une part, et d'autre part leur *composition chimique*.

a) La THERMALITÉ permet de répartir ces eaux (2) en deux groupes principaux :

Les sources chaudes (Chomel, Puits-Carré, Boussange (3) : autour de 44° ; — Grande-Grille : 41°,8 ; — Hôpital : 34°);

Les sources froides (Lardy : 23° 5 ; — Mesdames : 17° — Célestins et Parc : entre 16° et 14° ; — Dubois : 11°).

Enfin la source Lucas est intermédiaire avec 28°.

b) La COMPOSITION CHIMIQUE des eaux de Vichy est caractéristique : elle est *remarquablement uniforme*, malgré le grand nombre des sources et l'éloignement de leurs points d'émergence.

L'élément dominant, qui est en même temps celui auquel

(1) Consulter à ce sujet : l'excellent travail de J. Baraduc, *Contribution à l'étude hydrologique et minéralogique des Eaux minérales du département de l'Allier*, thèse de l'Ecole supérieure de Pharmacie : Montpellier, 1895 ; — Willm et Jacquot, *les Eaux minérales de la France*, Paris, 1894 (Masson, édit.).

(2) Il ne sera ici question que des sources *utilisées pour le traitement sur place*, soit en boisson, soit en bains : ces sources seules peuvent nous intéresser au point de vue où nous nous sommes placé pour ce travail.

Faisons remarquer, à ce propos, que le Puits-Carré et Boussange servent à alimenter les *bains* aux établissements de l'État.

(3) Dans une précédente édition j'avais également admis en ligne de compte la *source du Dôme thermal* ; mais, malgré de sages avis, les conditions d'exploitation de cette source privée sont défectueuses jusqu'à l'absurdité : et même d'assez sérieux accidents, dont les vices de l'organisation ont toute la responsabilité, sont survenus à certains malades. Les inconvénients de la cure au *Dôme thermal* arrivant à dépasser de beaucoup les avantages que l'on en pouvait espérer, on est bien forcé de *l'exclure complètement* du traitement de Vichy.

ces eaux doivent leur « physionomie thérapeutique » propre, est le BICARBONATE DE SOUDE. Son importance est capitale, et justifie amplement l'appellation « Sel de Vichy » sous laquelle on le désigne couramment. — Les diverses sources contiennent environ 5 grammes de ce sel *anhydre* (soit à peu près 5 gr. 60 en bicarbonate de soude ordinaire). — A signaler une légère différence en moins aux Célestins (4 gr. 43 de sel anhydre) et à Mesdames (4 gr 31).

A côté existent d'autres bicarbonates :

Le *bicarbonate de chaux*, de 0 gr. 36 à 0 gr. 88 en sel *anhydre ;* maximum : source du Parc. — La Grande-Grille et Chomel contiennent 0 gr. 36 ; l'Hôpital : 0 gr. 54 ;

Le *bicarbonate de potasse :* 0 gr. 32 en moyenne (sel *anhydre*) ; — l'Hôpital va à 0 gr. 40 ; à Mesdames : 0 gr. 24 seulement ;

Et, à plus faibles doses, les bicarbonates de *magnésie* (0 gr. 08 à 0 gr. 10), de *lithine* (0 gr. 03) et de *fer :* ce dernier est en quantité plus importante dans les deux sources Lardy et Mesdames (environ 0 gr. 02).

D'autres éléments minéraux contribuent à rehausser la valeur de ces eaux :

Le CHLORURE DE SODIUM notamment, dont la dose moyenne se tient autour de 0 gr. 57 (sauf à Mesdames : 0 gr. 34 seulement) ;

Le *sulfate de soude* (dose moyenne : 0 gr. 27 ; — à Mesdames : 0 gr. 19) ;

Quelques centigrammes de *silice ;* — enfin, de minimes quantités d'*arséniate de soude* (entre un et deux milligrammes (1) et de phosphate de soude.

De plus, toutes ces eaux contiennent une dose notable d'*acide carbonique libre* : 1 gr. 80 (dose maxima) à Mesdames ; — puis des doses décroissantes aux Célestins, au Parc, à Lucas (autour de 1 gr. 70) ; — à Lardy : 1 gr. 55. — La proportion fléchit encore à mesure que la thermalité s'élève : 1 gr. 17 à l'Hôpital ; — 0 gr. 97 à Chomel ; — et environ 0 gr. 90 à la Grande-Grille, au Puits-Carré et à Boussange).

_____

(1) Quantités rapportées à la formule $AsO^4 H Na^2 + 7 H^2O$.

La minéralisation totale, non compris l'acide carbonique en excès, va de 5 gr. 82 (Mesdames) à 7 gr. 55 (Boussange) ; — à part ces deux sources, les différences sont très restreintes et les chiffres obtenus gravitent *autour de 9 gr. 80.*

Dans les classifications usuelles, les eaux de Vichy sont le type des *alcalines fortes.*

Fait important à signaler : ces eaux sont à peu près isotoniques avec le sérum sanguin, dont elles se rapprochent beaucoup par leur composition.

Composition des principales sources de Vichy

(D'après les analyses de WILLM, qui doivent être considérées comme *rectificatives des analyses antérieures.*)

	Grande-Grille	Chomel	Hôpital	Célestins	Lardy	Mesdames	Boussange
Température......................	41°8	44°	34°	14°	23°5	17°	45°
Débit de 24 h. (1), *en mètres cubes* ..	112	130(²)	60	27	8	15	900
PAR LITRE :	gr.	gr.	gr.	gr.	gr.	gr.	gr.
Acide carbonique libre............	0,85	0,97	1,17	1,77	1,55	1,80	0,92
Bicarbonate de soude hydraté.......	5,58	5,61	5,58	4,96	5,69	4,83	5,55
(CO³ Na H, Sel de Vichy)							
Bicarbonate de potasse hydraté	0,35	0,35	0,44	0,35	0,33	0,26	0,39
— de lithine —	0,03	0,04	0,04	0,03	0,03	0,03	0,02
— de chaux anhydre.......	0,36	0,36	0,54	0,72	0,67	0,55	0,48
— de magnésie —	0,07	0,07	0,08	0,10	0,08	0,10	0,09
— de fer —	0,004	0,001	0,003	0,001	0,021	0,017	0,016
Chlorure de sodium	0,57	0,57	0,56	0,52	0,59	0,34	0,59
Sulfate de soude..................	0,27	0,27	0,26	0,27	0,26	0,19	0,28
Arséniate de soude..............	0,001	0,001	0,002	0,001	0,002	0,001	0,002
Minéralisation totale (avec les bicarb. alcalins *hydratés,* et *non compris* l'acide carbon. libre)	7,30	7,33	7,55	6,93	7,70	6,34	7,55

(1) D'autres sources, notamment Lucas, ont encore un débit important. — *Le débit total des sources jaillissant à Vichy ou qui y sont amenées pour servir au traitement thermal dépasse quotidiennement 1.350.000 litres!*

(2) Y compris le Puits-Carré qui lui a été réuni.

CHAPITRE III

Physiologie et Pathologie Générales

L'élément caractéristique des eaux de Vichy est, avons-nous dit, le *bicarbonate de soude :* mais il ne faudrait pas conclure de ce fait que l'action de ces eaux sur l'organisme va être tout simplement une action chimique, — une *saturation d'acides* stagnants dans l'économie...

Une telle déduction serait bien éloignée de la réalité ; elle serait même purement fantaisiste. Il faudrait méconnaître par trop la *physiologie* normale et pathologique, et surtout *l'ensemble des phénomènes vitaux qui constituent la nutrition,* pour s'arrêter à une pareille théorie (1).

En vérité, les faits sont bien plus complexes : et si l'on doit admettre une *action chimique,* évidente d'ailleurs, pour expliquer un petit nombre de propriétés ou d'effets thérapeutiques, c'est à une *action physiologique* essentiellement *vitale* que nous devons attribuer la pluralité des phénomènes observés sous l'influence du traitement hydro-minéral de Vichy : *et cette action vitale tient sous sa dépendance l'action thérapeutique presque tout entière.*

D'ailleurs, le bicarbonate de soude n'est pas tout ; d'autres éléments minéralisateurs, le *chlorure de sodium* surtout, jouent un rôle thérapeutique assez important : et ceci n'est explicable que par une action vitale exercée sur la *nutrition,* les réactions chimiques auxquelles se prêtent les bicarbonates alcalins n'existant plus du tout avec les autres sels.

Ceci dit, voyons rapidement comment vont se comporter *l'organisme* et *l'eau de Vichy* mis en présence directe, soit par applications *externes* de l'eau minérale, soit au cours de l'administration *interne.*

---

(1) Cette théorie a été autrefois défendue par un certain nombre de médecins : mais l'avènement de la médecine expérimentale et les grands progrès de la physiologie contemporaine l'ont entièrement disloquée.

I. — APPLICATIONS EXTERNES. — Au cours d'un *bain de Vichy*, la surface du corps se trouve en contact prolongé avec l'eau minérale. Et cette surface est constamment revêtue de la secrétion plus ou moins abondante des glandes sébacées, laquelle est *grasse* ; à cet enduit s'ajoutent les produits de la desquamation épidermique d'une part, et d'autre part ceux de la transpiration cutanée, déversés par les glandes sudoripares. Ces derniers produits sont toujours *acides*.

Or, les solutions alcalines ont la propriété de saponifier et dissoudre les *graisses* ; de plus, elles neutralisent les *acides* : et le bain de Vichy — dans la composition duquel l'eau minérale entre généralement pour moitié, ce qui représente plus de *750 grammes de bicarbonates actifs* dans une baignoire — est assez fortement alcalin pour que ces effets physico-chimiques se produisent aisément.

Bientôt, donc, l'enduit qui tapisse la peau sera entraîné dans l'eau du bain, après saponification et solubilisation des substances grasses. Les acides sont neutralisés, débarrassant ainsi la surface cutanée d'une cause d'irritation à laquelle sont imputables certaines dermatoses, chez les ralentis de la nutrition surtout.

Ainsi sera produit, en 20 ou 30 minutes, un véritable *décapage* de la peau grâce auquel l'eau minérale va se trouver en contact immédiat avec l'assise superficielle de l'épiderme, sans interposition d'aucun débris de desquamation, d'aucune secrétion isolante.

Une première conséquence de ce décapage sera notablement la perspiration cutanée, ce qui est favorable à la nutrition. Puis le contact de l'eau avec notre corps étant plus intime, les principes minéralisateurs pourront mieux agir : et l'un d'entre eux mérite de retenir ici notre attention.

C'est l'*acide carbonique libre* : se déposant, peu à peu, en fines bulles, le long de la surface cutanée, il exerce une action stimulante et trophique très appréciable ; et c'est à ce principe que les bains de Vichy doivent cette propriété particulière d'être franchement *sédatifs* et *antispasmodiques* tout en *activant les échanges* nutritifs, et *sans affaiblir*.

Avec l'intervention de l'acide carbonique gazeux et de certains autres sels (notamment le *chlorure de sodium* dont l'action est encore tonique), nous sommes déjà en présence des phénomènes d'ordre *physiologique* : mais, on le voit, l'action utile du bain de Vichy ressortit, pour une bonne part, à des propriétés d'ordre physico-chimique.

Il en va de même pour les autres applications externes, celles, du moins, dont la durée n'est pas trop restreinte.

Les *irrigations vaginales* offrent le grand avantage de déterger parfaitement la muqueuse du vagin, le col et les culs-de-sac, par dissolution et entraînement du mucus ou de toute autre secrétion locale ; ce qui tend à réaliser d'une façon plus ou moins stricte l'*asepsie* du vagin : mais, en outre, il faut compter avec l'*acide carbonique gazeux* et même le chlorure de sodium, favorable à la vie cellulaire ; et mieux encore, on mettrait à profit la *thermalité* qui, si l'on se tient entre 36 et 42°, contribue puissamment à communiquer aux eaux de Vichy des propriétés antiphlogistiques et décongestives précieuses en gynécologie.

De semblables considérations reviennent à propos des *entéroclyses* de Vichy : elles entraînent les matières retenues dans l'intestin surtout en les dissociant, par solubilisation des particules graisseuses ; en outre, elles fixeront et élimineront les produits de fermentation *acides* qui irritent l'intestin ou pourraient encore être absorbés. Mais, d'un autre côté, ces entéroclyses améliorent remarquablement l'état de l'épithélium glandulaire ; à cette première action *vitale*, indirectement favorable à la déplétion intestinale puisqu'elle tend à *améliorer la fonction* dans son ensemble, s'ajouterait, s'il y a lieu, une action excitante vis-à-vis de la musculature intestinale, que permettraient une pression plus forte (1) et une thermalité plus élevée (2).

Enfin, si l'on reste dans les *très faibles pressions* (3), les entéroclyses administrées à l'aide d'eau minérale ayant au moins 42° exerceront une action *sédative* et *décongestionnante* supérieure à tout autre procédé thérapeutique. Et, fait intéressant, certains viscères abdominaux, notamment

(1) Au delà de 0m.50.
(2) Il faut atteindre 45° au moins.
(3) Environ 0 m. 30 (à partir du *fond* du bock).

le *foie*, pourront bénéficier de ces effets éminemment décongestifs et antiphlogistiques.

Ceci est bien d'ordre physiologique : il ne s'agit là que d'une action sur les terminaisons nerveuses de la muqueuse intestinale et sur le système vaso-moteur. Mais, toutefois, cette action est largement favorisée par l'intimité du contact entre l'eau et un intestin graduellement dépouillé de l'enduit muqueux, glaireux, muco-membraneux ou stercoral qui le soustrayait aux influences thérapeutiques.

Les autres applications externes pourront être interprétées d'une manière analogue si leur durée est notable ; dans le cas contraire leurs effets thérapeutiques seront plutôt régis par les lois générales du traitement hydrothérapique.

II. — ADMINISTRATION INTERNE. — Ici la question doit être scindée : il y a lieu, en effet, de distinguer d'abord les effets généraux déterminés sur l'*estomac* et la *fonction gastrique,* puisque ce premier milieu avec lequel l'eau ingérée doit prendre contact pendant un certain temps est susceptible de donner naissance à d'importantes réactions chimiques et physiologiques.

Après quoi nous examinerons, toujours à un point de vue *général,* les effets sur les autres organes digestifs et la *nutrition* dans son ensemble.

a) MODIFICATIONS GÉNÉRALES DU MILIEU GASTRIQUE. — Il est facile de prévoir que si une certaine quantité d'acide libre se trouve dans l'estomac au moment où arrive l'eau de Vichy ingérée, des réactions chimiques avec formation de sels alcalins pourront se produire. C'est ainsi que l'*acide chlorhydrique* du suc gastrique sera *saturé,* en totalité ou partiellement suivant les proportions en présence, et fixé à l'état de chlorure de sodium ; les acides organiques de fermentation (acétique, lactique, butyrique, etc.) se continueront de même lorsqu'il ne restera plus d'acide chlorhydrique libre.

Mais là doit se borner l'action *chimique* de l'eau de Vichy sur le milieu gastrique : nous verrons qu'elle est mise à profit sans grande difficulté pour le traitement de l'*hyperchlo-*

rhydrie, où l'on corrige périodiquement, en la saturant, la sé-crétion hyperacide.

On pourra encore souvent utiliser ces réactions pour neu-traliser les *acides organiques trop abondants*, issus de fer-mentations anormales. On ne doit toutefois agir dans ce sens que s'il y a peu d'acide chlorhydrique libre lors de l'inges-tion, et surtout si la saturation *momentanée* de ce dernier n'expose pas à perturber fâcheusement la digestion, ou à remplacer ultérieurement le malaise actuel par de nouveaux désordres de la fonction gastrique.

Il faudra donc procéder ici avec une grande légèreté de touche, et uniquement sous le couvert d'une observation cli-nique attentive et judicieuse. Souvent, le moment le plus favorable se trouvera entre une heure et une heure un quart après le repas, ce qui coïncide d'ailleurs à peu près avec l'appa-rition d'une sensation d'aigreur ou de brûlure à l'épigastre : c'est, dans l'estomac, la fin de la digestion salivaire, tandis que la digestion chlorhydro-peptique ne fait que commencer.

Là, l'ingestion d'une *petite quantité* d'eau de Vichy (sour-ces tièdes ou chaudes) calmera presque instantanément la sen-sation brûlante qui, chez ces malades dont la secrétion chlo-rhydrique est plutôt insuffisante, est uniquement l'indice de fermentations gastriques anormales. On provoquera ainsi un état de bien-être assez remarquable, et qui pourra se main-tenir pendant toute la période digestive.

Mais cette action thérapeutique, dont les conditions déter-minantes sont assez variables et *individuelles*, n'est peut-être plus entièrement d'ordre chimique, car la chimie ne permet pas de l'interpréter d'une façon très satisfaisante. Sans doute, la neutralisation des radicaux acides est plausible ; et il sem-ble bien qu'elle puisse s'accomplir sans arrêter la marche du processus digestif puisque la saturation de l'acide chlorhydri-que, en suspendant son action inhibitrice vis-à-vis de la salive (1), va permettre à cette dernière de prolonger son œu-

(1) Il est bien établi que la salive n'agit pas en milieu acide : l'action *inhi-bitrice* vis-à-vis de la diastase salivaire est déjà complète lorsque l'acidité du milieu gastrique (en HCl libre) atteint 0 gr. 03 *pour mille.* Au surplus, cette diastase ne tarderait pas à être détruite par le suc gastrique.

Ajoutons encore ceci : s'il a quelquefois paru que la salive continuât à

vre : or, le rôle et l'utilité de la salive ont certainement une importance plus grande qu'on ne croyait, et la digestion salivaire peut avoir, pour bien des dyspeptiques, la valeur d'une véritable *suppléance*.

Si l'on s'en tient à cette interprétation, on comprendra en même temps pourquoi on doit doser avec une grande circonspection la quantité d'eau minérale ingérée après les repas par cette catégorie de dyspeptiques : il suffira de se rappeler qu'une réaction nettement alcaline du milieu gastrique aurait pour effet de tarir le flux salivaire (1).

Ajoutons que l'acide carbonique mis en liberté exerce nécessairement sur la muqueuse gastrique une certaine action anesthésiante ; et ceci contribue, sans doute, à provoquer la sédation.

Ce dernier effet est bien la conséquence d'une simple réaction chimique : mais, quoi qu'il en soit, nous pensons que les faits cliniques sur lesquels nous venons de nous appesantir doivent déjà résulter, pour une certaine part, du très important mécanisme *physiologique* dont nous aurons maintenant à nous occuper.

L'eau de Vichy ingérée *à jeun* ou lorsque l'estomac se trouve à l'état de vacuité, après avoir neutralisé préalablement les acides qu'elle pourrait rencontrer, *sollicitera une secrétion assez abondante* de suc gastrique *un peu plus acide* qu'aurait été, chez le même sujet, la secrétion spontanée.

Naguère on considérait cette secrétion comme *réactionnelle* ; en réalité, il y a plus, et nous ne saurions mieux faire que de reproduire ici l'opinion de l'éminent physiologiste russe, le professeur Pawlow (2) :

« Sous l'influence des alcalins, l'estomac se met parfois à

digérer en milieu acide, c'est que, cette acidité étant faible ou le volume de salive très abondant, cette dernière avait pu *préalablement neutraliser* l'acidité ambiante.

(Voy. à ce sujet l'article « Diastase » du dictionnaire de Physiologie.)

(1) Voir H. Roger, *Alimentation et Digestion* (Paris, Masson, édit., 1907), où le réflexe gastro-salivaire est soigneusement étudié.

(2) Cf. Pawlow. *Le travail des glandes digestives*, traduction Pachon et Sabrazès (Paris, Masson, éditeur), pages 239 et 240.

sécréter une plus grande quantité de suc, mais cela signifie seulement qu'il se relève et revient à la normale.

« Il y a là une *conséquence de la guérison*, et non une action physiologique immédiate des alcalins.

« Nous n'avons pu constater d'action excito-sécrétoire de ces sels pour l'estomac et le pancréas ; au contraire, entre nos mains, ils se sont montrés des agents d'inhibition pour ces glandes... Je crois qu'étant donné la constatation expérimentale de l'action inhibitrice des alcalins sur les glandes gastriques, on peut être fondé à se faire la représentation suivante du mécanisme de leur action curative : le catarrhe gastrique se caractérise par une secrétion continue ou très longtemps prolongée d'un suc muqueux faiblement acide. En outre, dans beaucoup de cas, la maladie commence par une hypersecrétion, par une excitabilité anormale de l'appareil glandulaire, que traduit la secrétion excessive et sans utilité de suc gastrique.

« Nous devons supposer qu'il est de même aussi dans le cas de maladies de la glande pancréatique. On peut admettre, en outre, que la maladie, une fois établie sous l'influence de telles ou telles causes, s'entretient ensuite plus tard elle-même par le fait que la *continuité du travail* est, nécessairement, pour la glande, une circonstance aggravante. La nutrition, la « restitutio ad integrum » de l'organe s'accomplit le mieux dans le repos ; dans le cours normal des choses, à la période de travail succède, en effet, une pause pendant laquelle s'accomplit le travail *interne*.

« Si un médicament interrompt alors brusquement le travail excessif de l'organe malade, il peut, de ce fait, amener la disparition de l'état pathologique et le retour à la normale. C'est en cela que consiste justement, à notre avis, l'action curative des alcalins...

« Notre explication de l'action des alcalins cadre, de plus, avec ce fait que, en même temps que l'usage de ces sels, on prescrit habituellement une diète sévère (1), c'est-à-dire qu'on assure un certain repos aux glandes... »

Nous ne voyons rien à ajouter à l'opinion de Pawlow : toute

(1) *Diète* a, bien entendu, le sens de « régime alimentaire ».

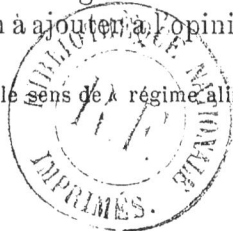

l'action thérapeutique des eaux de Vichy ou la maladie de l'estomac est contenue dans cette théorie si claire et si véritablement « clinique » bien qu'elle ait eu l'expérimentation pour berceau. Et nous allons voir que cette interprétation rend compte également de l'action thérapeutique exercée dans bien d'autres cas, notamment sur le foie, sur l'intestin, et même sur la nutrition !

b) Effets généraux déterminés après absorption (nutrition, etc.). — Ici plus encore que dans ce qui précède, l'action des sels alcalins est essentiellement *physiologique* et *vitale :* les neutralisations chimiques n'y occupent qu'une place secondaire.

Sans doute, dans tous les états pathologiques où la médication alcaline s'est montrée utile, on trouve l'organisme aux prises avec une véritable *stagnation d'acides* faiblement solubles, et par suite difficilement éliminables (1).

Ces acides, issus de fermentations digestives vicieuses, n'ont pu être formés *qu'à la faveur d'une insuffisance des combustions;* c'est donc de ce côté-là que devra être porté l'effort thérapeutique principal. Mais il faut aussi considérer que les acides *déjà formés* ralentissent les échanges nutritifs *parce qu'ils entravent les éléments cellulaires,* au libre fonctionnement desquels ils font présentement obstacle, — d'autant plus qu'ils s'amassent encore *dans les liquides, plasma ou lymphe, baignant les espaces intercellulaires.*

On est donc conduit à envisager, dans ces états morbides, certaines *modifications chimiques* dont il faudra tenir compte jusqu'a un certain point : le *ralentissement de la nutrition* et les *auto-intoxications* survenues grâce à la complicité d'un foie défaillant ont créé un certain état d'*hypoalcalinisation organique ;* et, comme on vient de le voir, les tissus et le milieu liquide intérieur participent également à cette diminution d'alcalinité.

---

(1) Voir surtout les publications de *Bouchard :* Leçons sur les maladies par ralentissement de la nutrition : — Traité de Pathologie générale (en collaboration avec *Roger*), etc.

Voir encore les articles sur les *Maladies de la Nutrition* dans les traités de Médecine et dans le Précis de Pathologie interne de *Balthazard, Claude*, etc.

Avec un tel processus pathogénique, la pénétration dans le torrent circulatoire et la lymphe d'une certaine proportion d'eau alcaline pourra nécessairement exercer une *action chimique directe* : mais il convient de préciser cette influence et d'en mesurer l'exacte portée.

On pensait autrefois qu'il se produisait là une saturation graduelle et plus ou moins complète des acides nocifs, comparable à celle qui se serait produite *in vitro :* cette interprétation trop simpliste n'était qu'une vue de l'esprit ; elle avait au moins le grand tort de négliger entièrement l'organisme, dont les réactions physiologiques devaient modifier profondément les prévisions.

Il se produit bien, en réalité, une certaine neutralisation d'acides : mais cette action directe est assez restreinte. En effet, la proportion des sels alcalins introduits dans le milieu intérieur, même par les doses maxima d'eau minérale (1000 à 1200 grammes), est trop faible pour que l'on puisse réaliser une saturation totale : et même, en prolongeant la cure thermale au-delà des 3 semaines habituelles, la quantité de bicarbonates alcalins introduite dans l'économie n'y suffirait pas toujours.

Il y a là bien plus qu'une simple équation de laboratoire ; l'action chimique directe est seulement ébauchée et amorcée : mais elle n'en est pas moins fort importante, *car c'est elle qui va, pour ainsi dire, déclancher l'action physiologique*, laquelle représente la véritable réaction thérapeutique.

Les bicarbonates absorbés, en *relevant l'alcalinité* du sang et du milieu intérieur, puis en imprégnant peu à peu les éléments cellulaires, pourront former des *sels solubles* avec une minime partie des acides présents : en particulier, lorsque ces acides pathologiques sont complètement insolubles et se déposent à l'état de fins cristaux dans les cellules et autour d'elles, cette action dissolvante se fera sentir d'abord sur la couche superficielle de ces cristaux, celle qui est en quelque sorte incrustée dans le protoplasma. Et comme, d'autre part, le relèvement de l'alcalinité organique réveille dans chaque cellule l'irritabilité et surtout l'*aptitude défensive*, la lutte contre ces véritables corps étrangers que sont les acides va reprendre dans le sang, dans la lymphe et dans tous les tissus, avec une vigueur nouvelle.

Ainsi préparé, l'effort curatif pourra atteindre le but par deux moyens principaux : directement d'abord, à la faveur de la *solubilisation superficielle* des cristaux semble-t-il, ceux-ci pourront être *expulsés* du corps cellulaire, entraînés par la circulation et éliminés aux émonctoires : les malades traités à Vichy présentent tous, plus ou moins, et pendant les premiers jours notamment, un certain accroissement des sédiments urinaires ; de plus, il arrive souvent que des *crises aiguës* de lithiase urinaire, biliaire ou intestinale, surviennent pendant la cure thermale, surtout si elle est menée d'une façon un peu brusque, ou si le ralentissement de nutrition est très ancien (1).

Mais en outre, une action curative bien autrement importante, quoique moins immédiate, se développera sous l'influence du traitement de Vichy. En restituant à l'organisme son alcalinité normale, *on exalte les défenses naturelles* dans leurs manifestations les plus intimes ; et bientôt, le léger amoindrissement — si je puis ainsi dire — subi par l'agent morbide ayant permis aux cellules de ressaisir toute leur vitalité, *celles-ci se mettront à fabriquer abondamment des secrétions aptes à solubiliser les acides* : ce seront donc les cellules qui, *par action essentiellement vitale,* vont reprendre et *développer* l'effort thérapeutique qui fut seulement amorcé par les propriétés chimiques de l'eau minérale.

Ce vigoureux effort curatif, qui s'accomplit sous l'influence directe de la cure alcaline, est donc en tous points comparable aux effets antitoxiques des sérums thérapeutiques ; et cette sollicitation de l'organisme à attaquer et solubiliser les acides qui l'encombraient est d'autant plus puissante que les bicarbo-

---

(1) J'ai observé chez une malade, venue à Vichy pour lithiase uratique, une crise de coliques néphrétiques subintrantes qui dura 5 semaines. La maladie était de très ancienne date, et l'hygiène — alimentaire ou autre — était nulle... Or, à chaque reprise de l'eau minérale, si restreinte que fût la dose, l'expulsion de sable redoublait.

D'ailleurs, les autres médications en usage contre la gravelle rouge, l'urotropine et le lycétol par exemple, agirent d'une manière analogue.

J'ajouterai que le bénéfice de cette cure thermale plutôt heurtée n'en fut pas moins considérable : en effet, dix-huit mois après la malade n'avait encore pas eu de nouvelle crise, et sa nutrition fut si grandement améliorée qu'une opération de cataracte double put s'accomplir dans les plus favorables conditions.

nates alcalins, par lesquels cette réaction physiologique a été mise en branle, *se trouve à l'état naissant* : ils ont, dès lors, beaucoup plus de « mordant », si l'on peut ainsi dire, que sous toute autre forme (1).

Telle est la conception la plus rationnelle du processus thérapeutique déterminé par l'eau de Vichy après absorption : on voit que le mode d'action est bien, ainsi que nous l'annoncions, essentiellement physiologique ; mais on voit aussi que le rôle chimique des sels alcalins est *nécessaire* et d'une importance non contestable, puisque c'est l'alcalinité passagère empruntée à l'eau absorbée qui va donner naissance à l'*alcalinité durable et « autogène »* par laquelle l'organisme se débarrassera des acides nocifs.

En d'autres termes, l'eau minérale introduite dans le milieu intérieur pourra corriger temporairement l'*hypo-alcalinité* pathologique qui constitue évidemment, en regard de l'encombrement d'*acides*, une circonstance très défavorable à la guérison : et par l'intermédiaire de ce retour à l'alcalinité physiologique, propice aux réactions défensives, l'organisme *se trouvera mis en meilleure situation pour guérir*.

Une action thérapeutique se déroulant suivant un tel cycle n'est-elle pas la plus éloquente démonstration de notre vieux Vitalisme montpelliérain ?

---

(1) *L'état naissant* des sels à l'émergence explique pourquoi les eaux de Vichy sont incomparablement plus actives lorsqu'elles sont bues *aux sources*. — *La radio-activité* que l'on découvre dans les eaux minérales peut encore rendre compte de cette particularité

CHAPITRE IV

Examen critique de l'hypo-alcalinité organique :
légitimité de la thérapeutique alcaline

Avant d'aller plus loin, nous devons étayer les considérations précédentes de pathologie générale sur des faits rigoureusement observés et à l'abri de toute discussion.

Nous avons en effet admis en principe l'action nocive des
acides accumulés dans l'organisme ; nous avons montré comment ils *dépriment l'alcalinité* du sang et des cellules vivantes,
ce qui rend impossible tout effort curatif spontané : enfin,
nous nous sommes appuyé sur ces données pour *poser les
indications de la médication alcaline* et en expliquer le mode
d'action.

Nous allons voir maintenant que les faits se passent bien
ainsi que nous l'avons avancé. Cette démonstration pourrait
être superflue, semble-t-il, puisque les faits cliniques sont là,
innombrables et précis, pour *sanctionner la thérapeutique* à
laquelle nous nous sommes arrêté, et la *pathogénie* d'où elle
fut déduite.

Néanmoins, nous insisterons, parce que, dans ces derniers
temps, a été émise une théorie assez inattendue, la théorie de
l'*hypo-acidité,* qui prétendit bouleverser de fond en comble
nos conceptions sur la pathogénie et la thérapeutique des
maladies par ralentissement de la nutrition.

Voici quelle en était la charpente : M. *Joulie,* pharmacien
honoraire des hôpitaux, se basant sur une importante série de
dosages des phosphates et de l'*acidité urinaire,* — cette dernière étant évaluée uniquement par une méthode *personnelle
à l'auteur,* — présentait (1) les conclusions suivantes :

a) la réaction de l'urine du matin est constante chez un

(1) Cf. *Joulie,* Urologie pratique et thérapeutique nouvelle. Un vol. Paris,
Doin éditeur, 1907.

même sujet soumis à des conditions de vie uniformes ; — b) l'état de l'acidité urinaire est le critérium de la réaction des humeurs ; — c) enfin, dans les maladies dites « de la nutrition » on a affaire, dans la plupart des cas, non à une « dyscrasie acide » mais bien au contraire à une *hypo-acidité du sang et des humeurs*, cette hypo-acidité organique étant révélée par l'hypo-acidité urinaire.

On pouvait difficilement opérer une révolution plus radicale dans la pathologie de la nutrition. La théorie nouvelle assignait, aux maladies créées par le ralentissement des échanges nutritifs, une pathogénie absolument différente de celle que Bouchard avait fait connaître ; et la thérapeutique, opérant une volte-face complète, devait être orientée dans une voie diamétralement opposée à celle où l'on avait l'habitude de la diriger. Au lieu d'avoir dans le sang, dans les humeurs, dans les tissus, un excès d'acides anormalement formés et accumulés à la faveur de l'insuffisance des oxydations, c'était, au contraire, une *hyper-alcalinisation organique* qu'il fallait accuser, au moins dans les 17/18es de ces états morbides (1) ; et au lieu de prescrire un traitement alcalin destiné à activer les combustions et à entraîner les acides aux émonctoires, on devrait désormais instituer une *médication acide*, destinée à corriger cette hypo-acidité humorale hypothétique... Et dans ce but, M. Joulie propose diverses préparations à base d'acide phosphorique, dont il est l'auteur.

Cette théorie eut la bonne fortune de recevoir dès sa naissance l'appui de quelques noms autorisés, comme Bardet, Cautru, Morel-Lavallée, Martinet... Un tel patronage explique la bienveillance avec laquelle elle fut quelquefois accueillie, sans contrôle évidemment, car elle résiste mal au premier examen ! Et au cours des rapides discussions qui eurent lieu à la Société de Thérapeutique, la voix du chimiste Gautrelet fut à peu près seule à déclarer *inacceptables* les données chimiques sur lesquelles on s'appuyait : objection des plus sérieuses puisque ces considérations chimiques constituaient la clef de voûte de tout le système.

Mais ce n'était cependant pas la seule critique que l'on pou-

(1) Chiffres de Morel-Lavallée.

vait formuler. En soumettant la théorie de l'hypo-acidité à un examen rigoureux et approfondi, nous avons relevé un certain nombre de faits, tous concluants, tous bien coordonnés et nettement incompatibles avec cette théorie. Et ces faits, rapprochés les uns des autres, établissent surabondamment que *le système de l'hypo-acidité des humeurs n'est absolument pas l'expression de la réalité*, et, par suite, qu'il n'est pas soutenable.

Sans même aller plus loin, on pourrait, *a priori*, démontrer que cette théorie procède d'une conception inexacte et inacceptable.

En effet, une longue expérience clinique, à laquelle le laboratoire a, d'une façon incessante, apporté sa sanction, a établi que, lorsqu'il y a hyper-acidité organique, — c'est-à-dire hyper-acidité du sang et des humeurs, — la médication alcaline se montre utile *en solubilisant les acides, et en permettant, par son intervention, leur élimination plus abondante.* En d'autres termes, les acides qui existent en excès dans l'organisme ne seront entraînés aux urines, en proportion notable, qu'à la faveur d'une certaine quantité de sels alcalins, — auxquels ils seront ou ne seront pas combinés, peu importe, — mais qui, du moins, *passeront dans l'urine en même temps qu'eux* ; nous nous sommes étendu assez longuement sur ce point dans le chapitre qui précède.

Il en résulte que cette décharge d'acides se produit sans que la *réaction* de l'urine soit, finalement, rendue plus acide.

Pourquoi, dès lors, vouloir qu'à l'état physiologique — je veux dire en dehors de toute intervention médicamenteuse — il en soit autrement ? Le mécanisme éliminateur reste le même, avec cette seule différence que, aucun alcalin ne venant solliciter la décharge acide, celle-ci doit être faible ; *mais pour hyper-acidifier l'urine, il faudrait que les acides accumulés dans les humeurs puissent s'éliminer à l'état naturel, en simple dissolution :* ce qui est impossible.

Cette seule remarque suffirait à disloquer le système de l'hypo-acidité : elle en démontre l'erreur originelle, erreur considérable, qui fausse les résultats et inspire une thérapeutique à rebours.

La réfutation de la théorie de M. Joulie pourrait se dispenser d'autre argument ; mais nous ne pouvons pas nous en tenir là : élargissant notre examen critique, nous avons suivi la théorie à toutes ses étapes, dans toute son évolution et dans toutes ses conséquences ; nous voulons montrer que bien d'autres faits viennent la battre en brèche, et que, jusque dans ses ultimes conclusions thérapeutiques, elle est côtoyée par une série d'objections irréfutables.

Nous établirons donc successivement : l'instabilité et la variabilité de la réaction urinaire ; — les contradictions profondes qui surgissent de l'expérimentation clinique ; — puis, serrant de plus près la discussion, nous rappellerons brièvement sur quels faits repose la théorie de l'hyper-acidité organique, admise jusqu'à maintenant ; nous montrerons que le phosphate acide de soude, qui, dans le système de M. Joulie, occupe une place prépondérante, ne mérite aucunement la valeur pathognomonique dont il a été investi ; — nous montrerons encore, d'une façon plus complète, que la réaction urinaire ne peut donner la mesure des éliminations acides, et, à ce propos, nous mettrons en relief un fait significatif qui se dégage de l'expérimentation clinique.

Enfin, nous croyons devoir terminer en exposant quelles peuvent être les indications du traitement acide (par l'acide phosphorique) : ces indications, nous les demanderons exclusivement à une analyse clinique rigoureuse.

I.—La réaction de l'urine, sur laquelle on veut fonder des déductions si étendues, est-elle quelque chose de fixe, de stable ? Demeure-t-elle à peu près constante et invariable pour un même sujet, à l'état de santé ou de maladie, lorsque les conditions hygiéniques (et en particulier l'alimentation) restent sensiblement les mêmes ?

Il n'en est rien.

M. Joulie a cru pouvoir conclure par l'affirmative : mais d'autres observateurs — parmi lesquels Gautrelet, dont l'opinion nous est déjà connue, Vires et de Girard, etc... — ont été conduits, en employant les mêmes procédés de dosage, à des conclusions bien différentes.

En particulier, notre excellent ami Vires, à sa clinique de l'Hôpital général de Montpellier, a recherché la réaction urinaire d'un grand nombre de malades. Des dosages multipliés ont été très consciencieusement pratiqués par M. de Girard, agrégé et chef du laboratoire des cliniques, dont la compétence est trop connue pour que nous insistions.

Eh bien, il a été *complètement impossible* à ces expérimentateurs, malgré le très grand nombre de leurs analyses, de *démêler une régularité quelconque*, même approximative, dans la réaction urinaire des sujets mis en observation.

On sait à quel point est instable la réaction d'une urine donnée, dans laquelle le refroidissement tend à développer l'alcalinité : ceci n'est rien à côté des écarts qui se manifestent, sans aucune raison appréciable, dans l'acidité urinaire du même sujet, lorsque l'on compare des échantillons d'urine recueillis au même moment de la journée, mais par intervalles de 24 heures.

Les facteurs qui interviennent alors pour modifier cette réaction sont trop nombreux et trop insaisissables pour qu'on puisse faire leur part et dégager les lois régissant la réaction de l'urine. Si l'on peut mesurer le degré de concentration et l'exprimer par un coefficient, peut-on évaluer, de même, l'influence de l'alimentation, par exemple, laquelle varie toujours en quantité et en qualité, aussi uniforme que paraisse le régime ? Comment évaluerait-on la part de la digestion, qui fait varier, nécessairement, la réaction urinaire suivant qu'elle est accélérée ou ralentie, selon qu'elle est plus ou moins complète ; — la part de l'absorption, de l'assimilation, etc. ? — Autant d'influences, autant de causes d'erreurs.

Les observations de Vires et de de Girard ont d'autant plus de valeur que c'est bien dans la clientèle d'un Hospice général que sont réalisées les conditions de vie et d'hygiène les plus *uniformes ;* et, en outre, il n'est pas superflu de faire remarquer qu'un certain nombre de vieillards examinés étaient précisément atteints de maladies de la nutrition.

Personnellement, nous avons pu constater maintes fois, à Vichy, ce manque absolu de fixité dans la réaction urinaire. Dans certains cas même, le fait était particulièrement remarquable : nous observions, en effet, que *la même quantité d'eau minérale pouvait* — soit chez le même malade, soit chez des malades différents mais du même type clinique, et toutes conditions de régime et d'hygiène restant identiques — *rendre les urines alcalines ou, au contraire, respecter complètement l'acidité préalable.*

II. — La théorie de l'hypo-acidité a encore contre elle les contradictions flagrantes qui surgissent dès que, sortant des considérations purement spéculatives, on veut la transporter dans la clinique avec toutes les conséquences qu'elle comporte : et ces contradictions ressortent déjà clairement des faits cliniques rapportés par ses partisans.

En voici un exemple. Se basant sur l'état d'hypo-acidité des urines, M. Cautru et divers autres ont traité, par l'acide phosphorique, des *hyper-chlorhydriques ;* et M. Cautru, d'après les résultats observés, conseille (1) *l'usage systématique de cette médication* qu'il juge valable.

Mais, d'un autre côté, M. Martinet (2) rapporte diverses observations d'hyper-chlorhydrie où le traitement acide a aggravé manifestement le trouble pathologique, et il conclut fermement à la *contre-indication absolue de l'acide phosphorique* chez ces malades.

La contradiction pourrait être difficilement poussée plus loin ; et ce fait n'est pas le seul : par divers côtés, les applications cliniques ont démenti les prévisions de la théorie.

N'est-ce pas suffisamment caractéristique pour faire rejeter, non le médicament, mais les *indications* sur lesquelles on s'est basé ?

Faisons d'ailleurs remarquer que, pour les diverses applications cliniques de la médication acide, — sans en exclure l'hyper-chlorhydrie à laquelle nous venons de faire allusion, — nous ne nions pas la possibilité d'obtenir, *dans certains cas isolés*, une amélioration plus ou moins accusée ; et l'on verra plus loin quel est le cadre que nous croyons pouvoir assigner à ces indications particulières. Mais où nous protestons instamment, c'est lorsque l'on veut *généraliser* ce procédé théra-

(1) Cf. *Journal des Praticiens*, 1900, pag. 641 et sq.
(2) *Presse Médicale*, 1902, n° 3.

peutique et l'ériger en *méthode systématique* : ceci — les faits cliniques en témoignent — ne peut être admis.

III.— Nous allons maintenant établir le défaut de corrélation entre la réaction urinaire et la réaction du sang et des humeurs. Et nous croyons le moment venu de rappeler sommairement, en nous inspirant des beaux travaux de Bouchard (1), non la pathogénie des maladies par ralentissement de la nutrition, qui nous entraînerait hors du cadre que nous nous sommes tracé, mais la part considérable qui revient aux *acides* dans cette pathogénie. C'est-à-dire que nous allons signaler méthodiquement les innombrables acides dont la formation et la présence dans l'organisme ont été maintes fois constatées au cours de ces troubles morbides, et mettre en relief leur valeur pathogénique.

A toutes les périodes de l'arthritisme, dans toutes les formes de la nutrition retardante, on retrouve une *hyper-formation d'acides*.

M. Pascault, dans un excellent article paru dans le *Journal des Praticiens* (2), a très clairement résumé l'état actuel de nos connaissances sur cette question ; et nous ne saurions mieux faire que de nous laisser guider par cet article pour suivre les différentes étapes que parcourt le bradytrophique.

Tout au début, malgré une hyper-fonction hépatique qui tend à compenser le ralentissement de la nutrition, il se forme déjà de nombreux *acides gras : acides stéarique, oléique, palmitique*, qui, par leurs transformations ultérieures, aboutiront aux *acides caproïque, valérique, formique, oxalique*, etc.

A une phase suivante, le foie ne suffit plus à l'excès de travail qui lui est imposé. Alors, l'élaboration des substances alimentaires reste en partie inachevée. Au lieu de la transformation en glycogène, on observe la transformation en glycose, en *acides lactique, oxalique, acétique, butyrique, valérique, crotonique*, etc .., ceci pour les hydrates de carbone ; —

(1) Cf. *Bouchard*, ouvrages cités.
(2) *Journal des Praticiens*, 1901, pages 469 et sq.

les graisses, de leur côté, continuent à former les *acides gras*
que nous avons déjà trouvés à l'étape précédente ; — tandis
que les albuminoïdes vont donner naissance, d'une part, aux
acides de fermentation précédemment énumérés (*acides lactique, butyrique, acétique, oxalique, valérique...*), d'autre
part à des *composés amidés*, comme les *acides amido-capro-
nique* (ou leucine), *amido-succinique* (ou acide aspartique),
para-oxyphényl-amido-propionique (ou tyrosine).

En même temps, la désassimilation est troublée : d'une
part, les déchets azotés devenus trop abondants encombrent
peu à peu l'organisme ; d'autre part, les phénomènes d'oxydation ne peuvent plus s'accomplir avec la même intensité :
il en résulte que ces déchets atteindront de moins en moins
la phase ultime de leur élaboration, qui est l'urée, et contri-
bueront à former « de l'acide urique, de la créatinine, de la
xanthine, c'est-à-dire des *composés acides, toxiques et difficilement éliminables.* Tous ces acides, de provenances diverses,
sont ramenés par la circulation au contact des cellules (1)... »

Toutes les causes qui concourent à ralentir les oxydations
(alcoolisme, vie sédentaire, etc...) contribuent également à
exagérer cette imprégnation hyper-acide de l'organisme.

Quelle va être maintenant la destinée de ces déchets ?

Les uns sont susceptibles d'être éliminés, au moins en très
grande partie. Ainsi (2), les *urines* débarrassent l'organisme
d'un très grand nombre d'acides plus ou moins nocifs : acides
*urique, hippurique, oxalurique, oxalique, phénique, tauryli-
que, lactique, damalurique, kynurique* (3) ; acides *sulfo-conjugués : indican (ou acide indoxyl-sulfurique),* acides *phé-
nol-sulfurique, crésol-sulfurique, sulfo-pyrocatéchique* (4) ;
acides *crotonique, oxy-butyrique...*

Divers *acides volatils* sont, avec l'acide carbonique, exhalés
par les *poumons.*

La *peau* élimine en excès des *acides gras volatils,* les *acides*

(1) Pascault, *loc. cit.* — Voir aussi Bouchard, *Mal. par Ral. de la Nutr.*, p. 58
et sq.
(2) Cf. Bouchard, *loc. cit.* — Voir aussi Charrin. in *Traité de Path. générale*,
tome V.
(3) Cf. Charrin : *Poisons de l'urine*, page 40.
(4) Charrin , *loc cit.*

formique, *acétique*, *butyrique*, et probablement aussi des *acides propionique, valérique, caproïque, caprylique...* Les *sueurs* sont hyper-acides.

Par l'*intestin*, enfin, s'éliminent de très nombreux acides (1), parmi lesquels les *acides butyrique, acétique, cholalique...*

On voit ainsi avec quelle abondance les acides sont formés dans l'organisme bradytrophique : c'est bien une véritable « intoxication acide » qui se déclare alors. Et si l'on voulait pousser plus loin cette étude, on arriverait assez aisément à établir des catégories, des groupements caractéristiques de telle ou telle variété des maladies de la nutrition. Ainsi dans l'*uricémie*, dans la *goutte*, dans la *lithiase urique* (gravelle rouge), c'est l'acide urique qui domine, et on le trouve dans le sang en grande quantité, à l'état de quadri-urate ou de bi-urate (2) : c'est sous cette dernière forme qu'il se dépose dans les jointures.

Pour le *rhumatisme articulaire*, on a émis, non sans vraisemblance, l'hypothèse de l'existence, dans l'organisme, d'acides gras en liberté.

Dans bon nombre d'états morbides, et notamment dans l'*obésité*, la *neurasthénie* et surtout la *lithiase rénale*, l'organisme est encombré d'acide oxalique qui, bien que n'étant pas azoté, peut se former en abondance aux dépens des matières albuminoïdes. En même temps existera toujours un certain degré d'hyper-oxalurie (3).

En dehors du diabète, dont nous nous occuperons dans un instant, l'acide oxybutyrique a été trouvé au cours de divers états morbides, notamment dans les *auto-intoxications d'origine intestinale* ; dans ces mêmes cas, surtout si les fermentations sont abondantes, et encore dans l'*insuffisance hépatique*, l'acide indoxyl-sulfurique est formé en excès, et on observe alors de l'indicanurie.

Enfin, dans le *diabète*, outre la glycose, qui est bien manifestement formée à la faveur du ralentissement de la nutri-

(1) Charrin signale dans le tube digestif la présence des acides butyrique, iso-butyrique, propionique, valérique, acétique, phénitique, caproïque, caprique, oléique, palmitique, stéarique...
(2) Luff, *Journal des Praticiens*, 1900, page 264.
(3) Lecœur, *Journal des Praticiens*, 1900, page 300.

tion, on a vu apparaître dans l'urine, même en dehors de tout état de coma, de l'acide *crotonique* (1), produit de décomposition de l'acide B-oxybutyrique ; et l'acide *oxybutyrique* lui-même (2) a pu être extrait de l'urine, dans les mêmes circonstances, à la dose de 5 à 6 grammes.

Pendant le coma diabétique le chiffre de ces acides s'élève considérablement.

Magnus Levy (3) a dosé d'une façon précise le taux d'élimination d'acide oxybutyrique pendant les périodes normales du diabète et pendant le coma. Il a vérifié que, pour les cas de coma non mortels, la guérison, déterminée par un traitement alcalin intensif, était accompagnée d'une décharge urinaire considérable d'acide oxybutyrique (par exemple, dans un cas, 528 grammes en cinq jours). Par contre, pendant les périodes normales, l'élimination d'acide oxybutyrique était notablement moindre, quelle que fût la dose d'alcalins administrée.

Dans des cas de coma suivis de mort il a trouvé dans le sang et dans les organes des doses élevées de cet acide ; et, en outre, des doses importantes d'acétone (4), dérivé de l'acide acétyl-acétique.

Mais il y a plus : Roques, Devic et Hougounenq (5) ont pu, *par titration directe,* se convaincre que, dans le coma diabétique, *l'alcalinité du sang est notablement inférieure à la normale ;* et Magnus Levy, qui a, lui aussi, constaté expérimentalement cette hypo-alcalinité hématique, a reconnu (6) qu'elle était nettement en rapport avec la gravité de la maladie, *le maximum d'hypo-alcalinité étant réalisé pendant le coma.*

Si nous avons autant insisté sur l'hyper-formation d'acides au cours des maladies par ralentissement de la nutrition,

(1) Stadelmann, *Deut. Arch. für clin. Med.*, XXXVII, 6. — Voir aussi Jacquet, *Sem. médic.*, 30 mai 1900.

(2) Minkowski, *Arch. für exper. Pat'.*, XVII, 1-2.

(3) *Arch. für exper. Path.*, XLIII, 2-3-4.

(4) Environ 2 grammes d'acide oxybutyrique et 0,20 à 0,50 centigrammes d'acide acétyl-acétique par kilogramme corporel : ces doses, certainement inférieures à la dose réelle, ont été expérimentalement reconnues suffisantes pour déterminer l'intoxication.

(5) *Rev. de Méd.*, décembre 1892.

(6) *Arch. für exper. Path.*, XLII, 2, 3, 4.

c'est que nous avons tenu à établir, avec de multiples preuves à l'appui, que la théorie de l'*hyper-acidité* organique est bien loin d'être une hypothèse : on voit, au contraire, qu'elle repose sur une foule de faits expérimentaux ou cliniques, tous maintes fois vérifiés, tous nettement démonstratifs.

On objectera peut-être que ces acides ne font que passer dans l'organisme, qu'ils ne créent pas une modification permanente.

L'argument n'a aucune valeur : en effet, lors même que ces acides s'élimineraient intégralement, — ce qui ne peut se concevoir que tout au début des bradytrophies, — il n'en reste pas moins vrai qu'ils auront séjourné dans l'organisme plus que normalement ; et, au moment où ils s'éliminent, ils sont déjà remplacés par une nouvelle quantité d'acides d'origine digestive : ainsi, l'imprégnation de l'organisme par ces divers acides, éliminables cependant, est à peu près continuelle.

Mais, au reste, l'élimination de ces produits nocifs ne peut pas, dans la généralité des cas, se faire complètement ; et leur accumulation, leur stagnation dans le sang, les humeurs et les tissus, est inévitable. Ce sont surtout les déchets azotés qui encombrent ainsi l'organisme.

Ceux-ci, en effet, n'ont aucune tendance à s'éliminer, et on le comprend sans peine si l'on considère leur *faible solubilité* qui, par exemple, est de 1 p. 15.000 pour l'acide urique ! Ou bien, s'ils sont rejetés au dehors, c'est en quelque sorte « par débâcle (1) », surtout *à l'état des sels neutres, plus solubles que les sels acides*, et, par conséquent, en faisant éprouver à l'organisme une certaine déperdition alcaline.

Ce dernier point, sur lequel nous reviendrons dans un instant en fortifiant sa démonstration à l'aide de preuves nouvelles, demande à être souligné. Il vient confirmer l'argument fondamental par lequel nous avons ouvert ce débat. En effet, il établit un fait très important, c'est que les décharges d'acides accumulés dans l'organisme *ne se font pas à l'état d'acides (ou sels acides) solubles et susceptibles d'augmenter l'acidité de l'urine* : ainsi donc, tandis que les partisans de

(1) Cf. Huchard : *Journal des Praticiens*, 1900, page 422.

l'hypo-acidité veulent voir dans la réaction de l'urine le reflet et le critérium de la réaction organique, il se trouve, en réalité, que les décharges d'acides, non seulement *ne doivent pas augmenter l'acidité urinaire*, mais encore *ne sont possibles qu'au détriment de l'alcalinité organique*. Il n'y a, entre la réaction du sang et des humeurs et la réaction de l'urine, *aucune relation de cause à effet* : en sorte que l'on découvre, en approfondissant ces faits, une double contradiction avec la théorie que nous avons entrepris de réfuter.

Ainsi, la physiologie pathologique fournit à notre thèse un puissant argument.

Un autre fait, qui s'harmonise singulièrement avec l'opinion que nous défendons, est le suivant :

On sait que, d'après divers biologistes, le sang est de composition acide, — son acidité étant due au phosphate acide, — mais avec une *réaction alcaline*. Or, jamais on n'a cru devoir prendre en considération, du moins pour en tirer des déductions cliniques, cette *acidité de composition*, soit, en d'autres termes, l'état chimique, de ce qu'on peut appeler le « substratum » hématique : par contre, on ne peut nier qu'au point de vue vital la réaction du liquide sanguin est d'une haute importance, à tel point que, si cette réaction cessait d'être alcaline, la vie ne serait plus possible. Tout l'intérêt est donc absorbé par cette alcalinité.

Il semble dès lors difficile d'attribuer au phosphate éliminé en plus ou moins grande quantité une valeur aussi décisive pour l'appréciation de la réaction des humeurs. *La composition du sang, où domine le phosphate acide, étant indépendante de sa réaction qui est alcaline*, il serait absolument irrationnel, même à défaut de tout autre argument, de voir dans les variations de l'élimination du phosphate acide le corollaire de modifications éprouvées par l'alcalinité humorale.

IV. — Le terrain étant ainsi déblayé, nous pouvons maintenant consolider notre argumentation en développant un certain nombre de faits tous rigoureusement inconciliables avec l'hypothèse d'un parallélisme entre la réaction urinaire et la réaction humorale. Bien plus, l'interprétation minutieuse de ces faits doit nous faire entrevoir que les éliminations d'acides *tendent à exagérer l'hypo-alcalinisation organique créée par le trouble nutritif*, et que, si elles influencent l'acidité urinaire, ce sera pour la diminuer.

Et d'abord, supposons un goutteux dont l'urine est hypo-acide : de quelle manière devons-nous interpréter ce fait ?

Pour les adversaires de l'hyper-acidité organique, en particulier pour Morel-Lavallée (1), l'hypo-acidité organique de notre malade sera l'indice d'une hypo-acidité générale constituant une contre-indication absolue au traitement alcalin.

Toute différente est, pour nous, la conduite à tenir. Partant de ce fait que l'acidité excessive de l'urine est un obstacle à l'élimination d'acide urique (2), nous formulerons l'interprétation suivante : à la faveur de l'hypo-acidité urinaire préexistante, une petite proportion d'acide urique s'élimine ; si on cherchait à renforcer l'acidité de l'urine, *on diminuerait, du même coup, l'élimination salutaire*, ce qui devrait exagérer l'état morbide (3).

On doit, au contraire, considérer toujours comme insuffisante, dans de pareilles conditions, l'élimination d'acide urique, et chercher à l'accroître en hyper-alcalinisant les humeurs, — sans toutefois s'exposer à déterminer une alcalinité urinaire prolongée, qui ouvrirait la porte à la gravelle phosphatique.

Ainsi, nous voyons que la médication acide irait à l'encontre du but proposé. Mais, d'autre part, nous avons admis en principe que, dans la goutte, — et de même dans l'uricémie et la lithiase urique, — le traitement alcalin devait être utile. Justifions maintenant ce dernier point, dont la démonstration pourrait d'abord se déduire des faits précédemment acquis.

Il a été établi que *les phosphates tribasiques cèdent à l'acide urique un équivalent de base et lui permettent ainsi de former un urate plus soluble, tandis qu'ils se transforment eux-mêmes en phosphate neutre (ou bibasique)*.

(1) Cf. *Journ. des Praticiens*, 1901.
(2) Bouchard, *loc. cit.*, pp. 238 et 257.
(3) *Idem*, p. 257.

S'appuyant sur ces données, on pourrait faire ressortir que les phosphates favorisent l'élimination de l'acide urique — et, certainement aussi, de divers autres acides — et conclure de ceci à l'indication de l'acide phosphorique.

Là, encore, ce serait donner aux faits une interprétation absolument vicieuse. L'élément utile, dans ces circonstances, a été, non pas le radical acide, mais la base. Les phosphates n'ont fait qu'emprunter cette base à l'organisme, au sang, pour en rétrocéder ensuite une petite partie aux acides insolubles. *C'est en définitive l'alcalinité hématique qui fait les frais de cette réaction*, et celle-ci, en dernière analyse, est conforme à l'action physiologique que détermine directement, avec beaucoup plus d'ampleur et sans usure de l'organisme, l'administration des alcalins.

On est donc encore et toujours, dès que l'on veut aller au fond des choses, amené à reconnaître finalement la légitimité du traitement alcalin pour entraîner les acides hors de l'organisme.

D'un autre côté, « *les phosphates acides, en présence des urates basiques, prennent un équivalent de base à ces urates et forment des urates acides*, lesquels sont très peu solubles. Ces phosphates acides peuvent même prendre aux urates basiques *deux équivalents* de base et provoquer la précipitation de l'acide urique mis en liberté (1) ».

Tout ceci n'arrivera évidemment pas si l'on a soin de fournir à l'organisation un *excès d'alcalins*. Ce fait n'est-il pas encore un argument des plus rigoureux à l'appui de notre thèse ?

Et ceci : Walter (2), faisant ingérer des acides étendus à des animaux, a trouvé que les carnivores résistaient longtemps à l'intoxication en fournissant une quantité d'ammoniaque — un alcali — suffisante pour *neutraliser le poison*.

Stadelmann (3), Minkowski (4), Coranda (5), Gumlich (6),

(1) Bouchard, *loc. cit.*, p. 238.
(2) Walter, *Arch. für exper. Pathol.*, VII, pag. 148 ; — voir aussi Terrien, *Bull. Méd.*, 22 décemb. 1900.
(3) *Arch. für exper. Pathol.*, XII, page 2037.
(4) *Zeitsch. f. klin. Med.*, V, page 316 ; VII, page 115.
(5) *Arch. für exper. Pathol.*, XII, page 76.
(6) *Zeitschr. f. phys. Ch.* XVI, page 10

— ces deux derniers expérimentant sur l'homme même, — confirmèrent ces observations.

Et ainsi, une augmentation excessive de l'azote ammoniacal par les urines « est le témoin ordinaire de l'intoxication acide, et, pour beaucoup d'auteurs, ces deux termes deviennent synonymes, la constatation de celle-là suffisant à affirmer celle-ci (1) ».

Il nous paraît superflu de commenter ces observations, au travers desquelles on lit l'intervention nécessaire des bases alcalines pour rendre possible l'élimination des acides; retenons en outre qu'elles nous montrent ces éliminations rehaussant la richesse de l'urine en alcalis.

Enfin un dernier fait. Sous l'influence du traitement systématique par l'acide phosphorique, M. Cautru (2) a vu survenir, chez des malades dont l'urine du matin avait été hypo-acide, des accidents divers (poussées de rhumatisme ou de goutte...), accidents dus incontestablement à une *hyper-acidité organique créée de toutes pièces par la médication instituée :* et cependant, pendant ces périodes d'hyper-acidité organique, *les urines étaient restées hypo-acides.*

Voilà donc cette fois un fait clinique, un fait d'observation rigoureuse, et plus encore d'expérimentation, où la réaction de l'urine restait sans aucune corrélation avec la réaction des humeurs et du sang.

V.— Nous voici arrivé au terme de notre démonstration : nous avons surabondamment établi l'invraisemblance profonde de la théorie de Joulie, la légitimité de la théorie de l'hyper-acidité et la nécessité du traitement alcalin. Toutefois, nous ne voulons pas dire que la médication acide doive être rayée de la thérapeutique.

Que l'acide phosphorique soit utile, nous ne le contestons certainement pas, — encore qu'il puisse être *dangereux* (surtout si l'usage en est trop *prolongé*) par son action stéatosante vis-à-vis du foie.

(1) Terrien, *loc. cit.*
(2) *Loco citato.*

Indépendamment des cas publiés de divers côtés, nous en avons personnellement observé plusieurs dans lesquels l'administration *temporaire* — mais non exclusive et prolongée — de ce médicament a paru utile ; des cas analogues nous ont été rapportés, notamment, par notre excellent Maître le professeur Carrieu.

Nous sommes donc loin de proscrire la médication acide : mais, nous ne saurions trop le répéter, *ce sont les indications qui lui ont été assignées que nous critiquons, c'est le point de départ d'où l'on veut faire dériver ces indications que nous déclarons non recevable.*

Il nous semble que, dans les maladies par ralentissement de la nutrition et dans les dyspepsies (1), les seules conditions sur lesquelles on puisse faire fonds pour déclarer *opportune* la médication *acide* soient :

a) Les cas d'*asthénie nerveuse prononcée, avec hypotonus,* où l'acide phosphorique se montre utile temporairement comme médicament *nervin et hypertonique*. (Les glycéro-phosphates *acides* semblent présenter de plus grands avantages.)

b) Les états de *déchéance avancée de la nutrition générale, avec insuffisance hépatique et rénale définitive,* où, devant l'impossibilité d'accélérer des échanges nutritifs désormais *hors de notre atteinte,* on devra se borner à stimuler le malade. (On se méfiera ici de l'action stéatosante exercée sur le foie.)

c) Les cas de *fermentations gastriques très abondantes,* où le traitement alcalin, quelles que soient les précautions prises, paraîtra favoriser ces fermentations.

Là semblent devoir se borner les indications de l'acide phosphorique. On voit qu'au lieu de les baser sur un dosage de laboratoire, nous leur conservons, comme critérium, l'*analyse clinique.*

Mais on doit bien se pénétrer de cette idée, qu'il est illusoire de vouloir établir une relation mathématique entre l'impré-

---

(1) Je n'ai pas à m'occuper ici des indications du traitement acide en dehors de ces états.

gnation acide des humeurs, d'une part, et, d'autre part, l'évaluation de l'acidité et de la phosphatie urinaires, cette dernière notion n'ayant *aucune autorité pour exprimer autre chose que la teneur en phosphate acide dissous, et, s'il y a lieu, en* CO^2 *dissous.* Elle ne fournit aucun renseignement sur la qualité des acides et sels précipités, comme les urates, les oxalates, les acides sulfo-conjugués, etc..., tous produits qui devraient cependant, beaucoup plus légitimement que le phosphate acide, entrer en ligne de compte.

Si l'on voulait essayer, avec plus de rigueur, de fonder sur les chiffres urinaires les indications et contre-indications de la médication acide, au moins faudrait-il faire le dosage de *tous les acides* excrétés par l'urine dans les 24 heures (acides urique, oxalurique, oxalique, indoxyl-sulfurique, etc...) et rapporter les chiffres obtenus aux chiffres normaux, en faisant entrer en considération divers facteurs susceptibles de modifier la normale individuelle : alimentation, passivité ou activité du sujet, âge...

Et encore, ce procédé, tout en offrant cliniquement plus de garanties que celui de M. Joulie (même avec les restrictions apportées par M. Martinet), serait bon, tout au plus, à servir de moyen de contrôle pour suivre les étapes du traitement : en effet, outre qu'il ne tient aucun compte des éliminations acides qui se font par l'intestin, par la peau, par les poumons, ce procédé n'échapperait pas à la critique toujours juste que formule cette judicieuse remarque : « ce qui est le plus nuisible, ce n'est pas ce qui passe dans l'urine, *c'est ce qui n'y passe pas.* »

L'insuffisance des oxydations et la stagnation dans l'organisme des déchets incomplètement comburés restent la seule conception nosologique rationnelle sur laquelle nous soyons légitimement en droit d'édifier la pathogénie et la thérapeutique des maladies de la nutrition, — car malgré les louables efforts de Glénard, rien ne peut nous autoriser à ériger l'« hépatisme » en doctrine de Pathologie générale, et à voir, dans les modifications anatomiques du foie que cet auteur a eu le mérite de signaler, autre chose que la *résultante* matérielle d'un trouble morbide préexistant (1).

(1) V. à ce sujet : Gilbert, *Soc. médic. des Hôpitaux*, 16 nov. 1900.

La conclusion de tout ceci ? — C'est que la théorie de l'hypo-acidité repose seulement sur quelques faits de détail, mais, en tant que théorie, n'est rigoureusement pas soutenable. Hâtivement édifiée, immodérée dans ses conclusions, trop empressée à généraliser, elle a eu le grand tort de vouloir s'ériger en dogme pathogénique, et occuper dans la nosologie une place hors de proportion avec les faits d'observation ou d'expérimentation qui furent son point de départ.

Il n'est pas permis de nier ces faits, et c'est pourquoi nous avons conservé l'acide phosphorique comme médicament d'exception ; mais, en raison de leur grande instabilité, rien ne justifie l'importance qu'on a voulu leur attribuer ; et, après les avoir soumis à une critique rigoureuse, on peut affirmer : d'une part, qu'ils ont seulement la valeur de détails ou de *faits isolés*, et sont *parfaitement compatibles avec les doctrines de Pathologie générale professées par Bouchard* ; et d'autre part, qu'*ils laissent à la médication alcaline toutes ses indications et toute sa valeur, d'autant plus qu'ils s'harmonisent entièrement avec le processus thérapeutique.*

Ainsi donc, tout en admettant avec Joulie, Bardet, Martinet, etc..., qu'il est des cas où le traitement alcalin est inutile ou même nuisible (1), nous ne pouvons voir dans l'évaluation de l'acidité urinaire — même par le procédé du sucrate de chaux — l'expression de l'état d'acidité ou d'alcalinité de l'organisme. Ces états organiques sont trop complexes pour qu'on puisse finalement les ramener à une oscillation dans le taux du phosphate acide ; *aussi ne peut-on conserver à ces variations quantitatives de la réaction urinaire ou du chiffre des phosphates la haute valeur diagnostique qui leur avait été attribuée, ni se baser sur ce simple dosage pour dresser la frontière infranchissable qui doit délimiter les indications et les contre-indications de la médication alcaline.*

Ceci dit, nous pouvons maintenant aborder l'*étude clinique* du traitement de Vichy.

_____

(1) Voir plus loin *Contre-indications.*

CHAPITRE V

Action thérapeutique

I. — ACTION LOCALE. — Nous avons vu précédemment quels sont les *effets physiologiques généraux* des eaux de Vichy sur la peau et les muqueuses : on peut dire que les déductions thérapeutiques sont identiques avec ces effets.

Nous retiendrons donc que l'eau de Vichy, en applications externes, saponifie les matières grasses, déterge la peau et en stimule le fonctionnement.

Bien supportée par toutes les *muqueuses*, elle fluidifie et entraîne le mucus ; si, en même temps, l'eau est prise à l'intérieur, ce qui lui permet d'exciter la secrétion glandulaire, on réalisera un véritable *lavage, de dedans en dehors*, des muqueuses : ce qui est utile, par exemple, pour les muqueuses génitales.

II. — ADMINISTRATION INTERNE. —*a*) Absorption.— Les muqueuses digestives absorbent assez rapidement les bicarbonates alcalins et les autres sels contenus dans l'eau de Vichy.

Toutefois, cette absorption est singulièrement *favorisée* lorsque l'eau *est bue à jeun et à la source même*, c'est-à-dire *lorsque les sels sont à l'état naissant*. Leur séjour dans l'estomac est alors réduit au minimum, et ils peuvent même passer intégralement dans le sang.

Mais, en général, l'action physiologique et médicamenteuse de l'eau de Vichy ingérée *se scinde en deux séries de phénomènes distincts :*

1° Les acides libres de l'estomac neutralisent une partie des bicarbonates (avec formation de chlorures alcalins), et il en résulte des *modifications du milieu gastrique* ; — nous avons vu précédemment (1) dans quelles limites cette action chimique immédiate était possible, et quelle en était la portée.

2° D'autre part, l'excès des bicarbonates alcalins non modifiés *est absorbé* et exerce une *action générale* sur la nutrition, — action dont l'estomac lui-même bénéficiera largement.

b) ELIMINATION. — L'eau ingérée s'élimine surtout par les urines, et d'une façon assez rapide, du moins lorsque la perméabilité rénale est satisfaisante.

Les sels alcalins se retrouvent dans l'urine, en partie à l'état naturel, en partie à l'état de chlorures ; ils s'éliminent également, dans une certaine mesure, par la sueur.

III. — ACTION SUR L'APPAREIL DIGESTIF. — *a*) ESTOMAC ET DIGESTION GASTRIQUE. — 1° L'action de l'eau de Vichy *à petite dose* (deux ou trois prises de 60 grammes) et *à jeun* est exclusivement locale : elle intéresse uniquement la fonction de l'estomac et consiste en une augmentation de la secrétion du suc gastrique. De plus, la richesse en acide chlorhydrique est accrue dans une certaine mesure.

Cette action, qui semblerait être excito-sécrétoire, doit, en réalité, être interprétée conformément aux vues de Pawlow ; il convient donc de se rapporter à ce qui a été dit précédemment (2) : l'ingestion de plusieurs petites doses d'eau alcaline *repose momentanément* le mécanisme excito-sécrétoire de l'estomac ; et, après cette phase de repos, la muqueuse sécrète un suc gastrique plus apte à remplir sa fonction digestive.

Ces effets sont plus marqués s'il y a *hypopepsie* (sauf dans les cas extrêmes) : comme conséquence directe, la digestion d'un repas pris *une heure après le dernier verre* sera favorisée et accélérée.

2° Une *dose élevée* (400 à 600 grammes, à répartir en deux ou trois prises), ingérée un certain temps avant le repas, exer-

(1) Voir chap. III, *Physiologie et Pathologie générales.*
(2) Voir chap. III.

cera une action chimique bien caractérisée : elle *neutralisera le suc gastrique*.

Elle entravera donc la digestion si le suc gastrique est normal ou hypochlorhydrique ; par contre, s'il y a *hyperchlorhydrie*, elle améliorera l'état de l'estomac et calmera les douleurs (action à la fois inhibitrice des secrétions et sédative).

3° Une *dose moyenne* (240 à 360 grammes, soit trois prises de 80 à 120 grammes) peut commencer à neutraliser le suc gastrique : puis, si la muqueuse n'est pas trop gravement dégénérée, il se produit une hyperpepsie-hyperchlorhydrie réactionnelle, laquelle survient à la faveur du *repos fonctionnel* dont l'eau alcaline est la cause prochaine.

C'est donc, en définitive, une *action eupeptique*, ayant son maximum une heure et demie après l'ingestion ; ou bien, s'il y avait hyperchlorhydrie préalable, on assisterait à une exagération de l'état pathologique, l'action thérapeutique nécessitant alors des doses plus élevées.

4° L'ingestion d'eau de Vichy *au commencement ou au cours du repas* reste sans effets si la dose est faible, ou risque de suspendre la secrétion de la pepsine ; — mais *si la dose devient plus importante*, la digestion sera entravée et même empêchée.

5° L'eau de Vichy prise *à petite dose*, deux à trois heures après la fin du repas, pourra accélérer le travail digestif et l'évacuation stomacale, si toutefois le suc gastrique est normal ou hypopeptique.

A dose forte, elle neutraliserait, dans les mêmes circonstances, le contenu de l'estomac et *suspendrait la digestion :* elle pourrait ainsi, chez les hypopeptiques, créer l'embarras gastrique.

Par contre, chez les *hyperchlorhydriques*, son action sera franchement favorable, en diminuant *momentanément les douleurs et l'irritation de la muqueuse gastrique*, dues à l'hyperacidité, et en empêchant l'acidité de gagner le milieu intestinal.

b) INTESTIN, FOIE, PANCRÉAS ET DIGESTION INTESTINALE.

1° L'eau de Vichy, à dose moyenne, favorise la *digestion*

intestinale et, plus particulièrement, l'action digestive de la *bile* et du suc pancréatique : ce qu'expliquent d'une façon complète les travaux de Pawlow et de ses élèves.

2° *La bile* sera excrétée en plus grande abondance et rendue *plus fluide* : ceci, d'ailleurs, résulte d'une action générale s'exerçant par l'intermédiaire de la nutrition. — La cholestérine sera ainsi maintenue en dissolution, et, par ce procédé, l'eau de Vichy *s'opposera directement à la lithiase biliaire.*

Ce mécanisme thérapeutique n'est d'ailleurs pas le seul moyen d'action dirigé contre la cholélithiase, ni même le plus important : la diminution des fermentations intestinales, l'amélioration de la digestion à ses diverses étapes, les heureux effets du traitement hydrothermal sur la nutrition générale, tout va concourir à relever l'état et le *fonctionnement* de la glande hépatique : ce qui diminue d'autant les risques de lithiase ou même d'infection des voies biliaires.

3° L'eau de Vichy prise à *petite dose*, deux à trois heures après la fin d'un repas, peut encore amorcer la *saponification des graisses* (1).

4° [ENTÉRO-CÔLITE MUCO-MEMBRANEUSE]. — Indirectement, par son action favorisante vis-à-vis de la secrétion biliaire, l'eau de Vichy s'oppose au *syndrome muco-membraneux*, par conséquent à la variété d'*entérites* les plus fréquentes.

Cette action de l'eau de Vichy sur l'entéro-côlite muco-membraneuse avait été constatée depuis longtemps par l'observation clinique ; mais, récemment, elle a reçu une *interprétation* expérimentale fort intéressante lorsque le professeur Roger, au cours de ses belles recherches sur la physiologie de la digestion, nous eut appris que *la bile empêche le mucus intestinal d'être coagulé par la mucinase* (2) : les effets thérapeutiques des eaux de Vichy sur l'entéro-côlite-muco-mem-

(1) Cette propriété pourra être mise à profit lorsque l'on voudra réduire des fermentations intestinales trop abondantes : on sait, en effet, que la présence de cellules graisseuses non attaquées par les sucs digestifs est extrêmement propice aux fermentations putrides.

(2) Voy. *Société de Biologie*, 11 nov. 1905 ; — et G.-H. Roger, *Alimentation et Digestion* (Paris, Masson, éditeur, 1907), page 473.

braneuse résultent donc naturellement, au moins en partie, de leur action cholagogue.

Mais il y a plus. Roger et Trémolières (1) ont constaté une étroite relation de cause à effet entre *la présence dans le sang d'une notable quantité d'urate de soude, d'oxalate de soude, etc.*, et l'apparition des symptômes d'entérite muco-membraneuse.

Or, nous l'avons vu dans nos considérations de pathologie générale, le traitement de Vichy est un agent thérapeutique puissant vis-à-vis de *l'uricémie* et de *l'hypo-alcalinisation organique* : par suite, il devait être très efficace contre l'entéro-côlite muco-membraneuse.

Enfin, si l'on veut bien s'en souvenir, les applications externes, surtout les *entéroclyses*, jouent encore, au point de vue qui nous occupe, un rôle important.

On voit donc que l'effort curatif énergique développé ici par le traitement hydrominéral représente la *synthèse de plusieurs procédés thérapeutiques* dont chacun est, individuellement, adapté à une indication particulière : il est donc bien compréhensible que ce traitement soit si efficace.

5° Indiquons, enfin, que l'eau de Vichy ingérée à dose excessive *et tolérée* provoquerait la diarrhée.

c) OBSERVATIONS PARTICULIÈRES. — Deux faits méritent encore d'être signalés :

1° *L'alcalinité du milieu gastrique* créée par l'eau de Vichy favoriserait les *fermentations secondaires* (lactique, acétique, butyrique, etc...) si elle avait une certaine durée : ce qui serait le cas pour des doses trop élevées prises en une fois (si l'estomac ne les rejette pas par vomissements).

2° Ce sont les *sources chaudes*, consommées sur place (au griffon même), qui ont la plus grande valeur thérapeutique.

Ce sont ces eaux que l'estomac tolérera le mieux : mais en outre, elles sont *incomparablement plus actives* que les eaux refroidies par un long trajet sous terre, les eaux conservées en bouteilles, ou surtout les solutions alcalines officinales ; ce qui

(1) Voy. Roger, *Alimentation et Digestion*, p. 38.

s'explique très aisément par ce fait que, dans ces eaux chaudes envisagées à leur émergence, *les sels se trouvent à l'état naissant.*

IV. — ACTION SUR LA NUTRITION. — Nous devons distinguer ici des modifications secondaires et des effets directs. En effet, une première action utile à la nutrition résultera nécessairement de *l'amélioration des fonctions digestives :* il est superflu d'insister sur ce point.

Mais, en outre, l'eau de Vichy modifiera *directement* la nutrition *après avoir été absorbée.* Rappelons ici, en les portant sur le terrain de la clinique, les principales considérations de Pathologie générale :

a) Le *sang* devient plus alcalin ; le *chiffre de l'urée éliminée* augmente, parfois dans une proportion considérable, et celui de l'*acide urique* diminue parallèlement. Donc, d'une part, *les oxydations sont naturellement activées :* les sucres, l'alcool, la glycérine, les matières protéiques surtout subissent une combustion plus parfaite, au lieu d'encombrer l'organisme sous forme de produits non assimilables.

b) Mais, d'autre part, ces déchets organiques eux-mêmes sont mieux comburés et *rendus plus solubles :* par conséquent, leur élimination est favorisée.

Or, c'est à la fois l'apport de produits d'origine alimentaire *insuffisamment élaborés* et la formation connexe de *déchets difficilement solubles* (ou *nocifs*) qui créent les maladies par ralentissement de la nutrition (diabète, lithiases, goutte, rhumatisme…). — Le traitement alcalin combattra donc puissamment ces états, et d'autant mieux que les éléments nocifs sont des *acides* (acides formique, acétique, butyrique, urique, oxalique, oxalurique, cholalique, etc.), et qu'un des premiers troubles qu'ils occasionnent est la *diminution de l'alcalinité* du sang et du milieu intérieur.

L'eau de Vichy neutralisera d'abord une petite partie de ces acides ; après quoi, les sels alcalins étant absorbés, le sang et le milieu organique pourront récupérer leur alcalinité normale, *ce qui va mettre les cellules et tous les éléments de défense en état de lutter plus efficacement contre les agents morbifiques*, ceci par oxydation, solubilisation ou élimination directe des matériaux insolubles accumulés dans l'organisme.

Ainsi, l'ingestion opportune d'eau de Vichy triomphera des états de *bradytrophie*, non par une simple action chimique (1), mais parce que les éléments cellulaires responsables, à un titre quelconque, de la *fonction de nutrition*, se trouveront mis en meilleure situation pour guérir ; c'est donc là une action thérapeutique *essentiellement vitale :* nous avons déjà dit quel précieux argument elle apportait à la doctrine vitaliste de l'Ecole de Montpellier.

c) Enfin, dans le même ordre d'idées, rappelons que l'alcalinité du sang permet la combustion des corps gras, lesquels ne s'oxydent qu'en présence d'un alcali libre. *L'obésité* est donc doublement justiciable d'une cure alcaline, laquelle non seulement répond à la nécessité de modifier la nutrition ralentie, mais aussi s'attaque directement à la surcharge graisseuse déjà existante.

V. — ACTION SUR LES SECRÉTIONS. — L'action favorisante signalée à propos des secrétions digestives (bile, etc...) n'est pas un fait isolé.

L'eau de Vichy augmente la quantité des *urines*, qu'elle rend alcalines, au moins temporairement, dès que la dose est notable.

La secrétion des *glandes muqueuses* devient plus fluide : en particulier pour les glandes bronchiques et génitales.

Faisons remarquer, au sujet de ces dernières, que l'action excito-sécrétoire permet de réaliser un véritable lavage des

(1) Pour résumer, en le dressant sur le terrain de la clinique, notre examen critique de l'*action hydrothermale,* nous envisagerons le chimisme ainsi :

En principe, l'action développée par les eaux de Vichy est *essentiellement physiologique* ; elles n'exerceraient une action *chimique* véritable que dans un petit nombre de cas, définis par les conditions suivantes : « il faut que l'eau minérale, avant d'avoir subi aucune altération, se trouve en contact assez prolongé avec un milieu *apte à donner des réactions chimiques sous l'influence des carbonates alcalins* », comme l'estomac (présence d'acide chlorhydrique et d'acides organiques), la peau (acides de la sueur), l'intestin (acides gras, acides de fermentation...).

voies génitales, lavage s'effectuant *de dedans en dehors*, donc tout à fait rationnel.

VI. — ACTION SUR LE SANG ET L'ÉTAT GÉNÉRAL. — Sous l'effet du traitement de Vichy, le *nombre des héma- ties* est accru ; leur richesse en *hémoglobine* grandit parallèle- ment et les divers symptômes de *l'anémie* ne tardent pas à s'amender : notamment l'essoufflement, les palpitations, l'as- thénie psychique.....

Dans les cas de déchéance organique prononcée, l'hydrothé- rapie sera, d'ailleurs, un précieux adjuvant ; ceci concerne, en particulier, les paludéens.

Enfin l'*état général* s'améliore toujours, plus ou moins rapi- dement, et les *forces* augmentent d'une façon appréciable.

CHAPITRE VI

Amorçage de l'action thérapeutique des Iodures

Chez certains malades souffrant d'une *lésion hépatique grave*, avec ou sans ascite, le traitement hydrominéral de Vichy, tout en agissant pour son propre compte vis-à-vis de la nutrition et, plus spécialement, vis-à-vis de la cellule hépatique, offre encore le précieux avantage de *favoriser* et d'*amorcer* l'action thérapeutique de l'*iodure de potassium*.

Il s'agit là d'une véritable *synergie* médicamenteuse qui doit retenir toute notre attention.

Les effets utiles ne pourront se développer que si le foie n'est pas encore dans un état d'atrophie ou de dégénérescence trop avancée, et, nécessairement, s il n'existe pas de tendance marquée aux hémorragies. Les cas qui m'ont paru justiciables de cette synergie thérapeutique sont : les *cirrhoses hypertrophiques, d'origine dyspeptique ou éthylique*, et même la *cirrhose atrophique récente avec ascite ; —* la *cirrhose paludéenne; —* la *syphilis hépatique ; —* les ascites par *périsplénite, périhépatite*, ou résultant de la compression par des ganglions hypertrophiés dans la *leucocythémie*.

Donc, dans tous ces états, *un traitement ioduré institué à la suite de la cure de Vichy aura grande chance de donner le maximum d'effets, alors qu'il restait sans résultats avant la cure alcaline.*

En particulier, j'ai observé cette action remarquable sur des malades porteurs d'*ascite*, admettant comme étiologie l'un des états pathologiques ci-dessus désignés (1) ; l'ascite, réfractaire à tout traitement avant la cure de Vichy, disparaissait ensuite sous l'action de l'*iodure de potassium* aidé des diurétiques usuels. Et j'ai même vu, dans de semblables conditions, diminuer de volume et reprendre une consistance normale de *gros foies dyspeptiques* d'une dureté ligneuse,

(1) Parmi les observations se rapportant à ces faits, en voici deux caractéristiques :
Mon excellent confrère et ami le docteur Achard, médecin de l'hôpital

que chacun de ces traitements appliqué *isolément* avait été impuissant à modifier.

On est en droit d'espérer que cette action puissamment adjuvante vis-à-vis de la médication iodurée ne sera pas limitée aux cas sus-énoncés, et que dans toutes les circonstances où les iodures sont indiqués, — et plus particulièrement, semble-t-il, dans les cas relevant de l'iodure de potassium longtemps continué, — la cure hydrothermale de Vichy en *préparera* l'action thérapeutique et surtout *la développera* : des effets très encourageants obtenus récemment sur des artério-scléreux permettent d'espérer cette généralisation.

d'Aïn-Temouchent (Oran), m'envoie en vue de tenter la cure de Vichy le nommé Cas... B...; ce malade, dont l'état général n'est guère brillant, présente une ascite volumineuse (1 m. 12 de périmètre abdominal à l'arrivée) qui a résisté à tout traitement médicamenteux. — Comme diagnostic : *cirrhose en voie d'atrophie* (mais depuis peu de temps), d'origine *éthylique* et *paludéenne* ; en outre, périhépatite et grosse rate avec périsplénite. — La cure de Vichy améliore très notablement la nutrition, mais agit peu sur l'ascite (au départ, 0 m. 98 de périmètre abdominal). — Mais trois semaines après fut institué de nouveau un traitement ioduré (avec association de diurétiques), qui fit disparaître complètement l'épanchement péritonéal.

L'observation suivante n'est pas moins intéressante :

M. L... vient me consulter en juin 1906 pour une *hypertrophie considérable*, d'origine *dyspeptique* (aucune autre influence ne pourrait être incriminée).

A l'examen, je trouve, en effet, un gros foie, descendant à *plus de 3 travers de doigt* sous le rebord thoracique, et qui surtout présente une *dureté* remarquable : il est absolument rigide, et le bord est une arête tranchante, un peu sinueuse. — Les traitements antérieurs et, en dernier lieu, une saison à Vichy accomplie l'année précédente étaient restés sans résultats ; de plus, la nutrition générale était franchement mauvaise.

Le malade suivit un traitement hydrothermal très actif : au départ, la fonction digestive et, par suite, la *nutrition* étaient améliorées, ce qui se traduisit par une augmentation de poids de 500 gr. ; mais le foie, d'une consistance à peine moins ferme, dépassait toujours de 3 doigts. — Une cure ultérieure d'*iodure* est expressément recommandée.

En juin 1907, le malade revint en bien meilleur état : il a gagné près de 2 kilos, et mon excellent confrère le docteur Bussat, de Meaux, qui a dirigé la cure d'iodure et suivi de très près le malade, enregistre l'amélioration dans les termes suivants : « L'hypertrophie du foie a sensiblement diminué (deux « travers de doigt au-dessous des fausses côtes au lieu de trois); il y a surtout « une différence très notable au point de vue de la dureté : le bord tranchant « ne donne plus cette sensation d'arête vive et dure comme celle d'une « pierre... »

Cette amélioration n'a fait que s'affirmer encore depuis : à la suite de sa saison thermale de 1907, une nouvelle cure d'iodure, dirigée et surveillée par le docteur Ledoux, à Saint-Omer, a obtenu un pareil succès, et l'état du malade est maintenant des plus satisfaisants.

4

CHAPITRE VII

Tolérance

a) La *période d'accoutumance* est rarement exempte de certains malaises passagers : lourdeur de tête, céphalée frontale, vertiges, sensation de courbature (parfois fébrile), etc...

Ces mêmes phénomènes réapparaîtraient — plus prononcés et plus persistants — avec l'abus d'eau de Vichy, ou au cours d'une cure intempestive (1).

b) Administrée à dose un peu forte, aux malades affaiblis *et dont la nutrition est profondément déprimée*, l'eau de Vichy déterminerait un certain état d'*anémie* progressive (moins facilement, toutefois, que le bicarbonate de soude prescrit isolément, grâce à l'*action corrective* du chlorure de sodium, du fer et de l'arsenic).

c) En cas d'*artério-sclérose* et de *tendance aux congestions* la cure devra être *très prudente et très surveillée ;* les premiers symptômes d'intolérance seront pris en sérieuse considération et pourront nécessiter l'interruption du traitement interne.

Toutefois, l'*artério-sclérose peu avancée* est bien loin de constituer une contre-indication absolue ; et l'on ne perdra pas de vue qu'elle peut elle-même retirer un grand bénéfice de la cure de Vichy si l'on envisage cette dernière comme *préparatoire d'une cure d'iodure.*

---

(1) Les bains de Vichy eux-mêmes peuvent provoquer de la lourdeur de tête et de la congestion du visage : ces phénomènes, dont on a donné diverses interprétations, me paraissent imputables surtout à l'*acide carbonique libre* que le patient inhale forcément : d'où la nécessité, lorsque le bain doit être prolongé, de faire recouvrir la baignoire et d'éventer le patient.

CHAPITRE VIII

Indications et conduite clinique

La pluralité des indications de la cure de Vichy se groupe sous six chefs principaux : affections de l'*estomac*, de l'*intestin*, du *foie* (et des voies biliaires), *maladies de la nutrition*, *gynécopathies*, maladies des *pays chauds* ; et, dans une septième partie, nous rassemblerons les applications thérapeutiques qui n'ont pu trouver place dans le cadre précédent.

I. — AFFECTIONS DE L'ESTOMAC ET TROUBLES DE LA DIGESTION GASTRIQUE. — Les indications du traitement de Vichy seront ici :

a) Les *dyspepsies alimentaires* ou *prémonitoires*, type clinique caractérisé par un ensemble de désordres, encore frustes et bénins, survenant à l'occasion de l'alimentation, ordinairement pendant la période digestive. Ils consistent surtout en sensations anormales plus ou moins pénibles (malaise vague, sensation de gonflement), apparaissant après les repas, parfois (mais non toujours) suivies de manifestations douloureuses plus tardives (douleur sourde ou gravative avec quelques exacerbations); mais tout ceci est sous la dépendance d'*erreurs de régime* ou de fautes d'hygiène susceptibles d'influencer la digestion : l'état dyspeptique n'est pas encore *permanent*.

Ici, l'on devra donner temporairement (pendant 3 ou 4 semaines) : une *petite dose* (entre 60 et 180 centimètres cubes) d'Hôpital ou de Chomel, *une heure et demie avant chaque repas*, à titre de régulateur des secrétions et, en définitive, d'eupeptique ; — puis une faible dose (environ 120 grammes), 2 heures et demie ou 3 heures *après* les repas, pour activer l'évacuation de l'estomac. Cette dernière eau pourra être bue à Lardy si la musculature gastrique est résistante ; mais, en principe, ce seront encore Chomel et l'Hôpital, surtout Chomel s'il y a tendance à la dilatation.

Cette dose d'eau de Vichy administrée pendant la phase digestive serait ingérée (en deux fractions de 50 ou 60 grammes) environ 1 heure 1/4 après la fin du repas s'il survenait à ce moment certains symptômes pénibles, aigreurs ou sensation de gonflement (1).

En outre, on prescrira une série de *bains minéraux*, tièdes et prolongés, dont la teneur en eau minérale (2, sera de 50 p. 100 en moyenne ; — puis, tardivement, des douches tièdes, en jet brisé, sous pression modérée.

b) Les *dyspepsies hyposthéniques* et *hypopeptiques* semblent être, cliniquement, un stade plus avancé du type précédent. L'ancienneté du trouble évolutif, la répétition habituelle des fautes de régime et la persistance des causes morales y conduisent presque inévitablement.

Leur dénomination demande un bref commentaire : s'il y a « hyposthénie », c'est-à-dire relâchement musculaire (conduisant à la dilatation ou plus exactement à la gastroptose), en même temps que *défaillance du pouvoir digérant* de la

(1) Rappelons rapidement que l'ingestion de cette petite dose d'eau alcaline après le repas ne saurait entraver la digestion, ainsi qu'elle semblerait devoir le faire, à première vue, par neutralisation d'une certaine quantité d'acide chlorhydrique. Si la digestion gastrique se trouve favorablement influencée par cette intervention opportune de l'eau alcaline, c'est parce que les phénomènes digestifs sont, en réalité, bien plus complexes que ne le donnent à supposer d'arbitraires schématisations, inspirées d'une doctrine chimique bien incapable d'expliquer une fonction que régissent et modifient à tout moment tant de réactions essentiellement *vitales*!

Si, d'ailleurs, la neutralisation momentanée du chyme gastrique devait s'ensuivre, la digestion ne pourrait pas être entravée : en effet, ce changement d'état chimique serait bientôt suivi d'une secrétion *réactionnelle* de suc gastrique *neuf*, donc *plus actif*; mais surtout, cette neutralisation permettrait *une nouvelle phase de digestion salivaire* s'accomplissant dans l'estomac... Peut-être est-ce ainsi qu'il convient d'interpréter l'utilité du verre d'eau dont il est ici question.

Au surplus, nous ne saurions mieux faire que renvoyer le lecteur au chapitre « Physiologie et Pathologie générales ».

(2) Les bains de Vichy, grâce aux sels (surtout le chlorure de sodium) et à l'acide carbonique dissous, offrent le précieux avantage d'être à la fois *sédatifs* et *franchement toniques*. Et, dans un sens comme dans l'autre, ces propriétés physiothérapiques du bain de Vichy ont un relief très accentué, ce qui tient à l'intimité du contact entre les téguments, débarrassés de leur vernis graisseux (grâce à l'action saponifiante), et l'eau minérale ambiante.

La teneur des bains en eau minérale va de 33 à 75 0/0. — Les malades feront bien de s'assurer qu'on ne leur présente pas un bain d'eau douce, comme il arrive parfois si l'on n'a pas spécifié au baigneur : « Bain *minéral*. »

secrétion gastrique (par hypopepsie et, ordinairement, hypochlorhydrie réelle), il ne faudrait point croire que cette sorte de torpeur, déjà motrice et sécrétoire, s'étende encore à l'élément nerveux ; il n'y a pas « hypoesthésie » gastrique, bien au contraire (1 : ces dyspepsies sont douloureuses et se révèlent surtout, subjectivement, par l'amplification des symptômes « pénibles » du type prémonitoire (gêne épigastrique, sensation de constriction, malaise vague), en même temps que la douleur proprement dite (gravative, pongitive, spasmodique...), cessant d'être exceptionnelle, a gagné peu à peu en fréquence, en persistance et en intensité.

Cette digression était nécessaire, car en pathologie gastrique les classifications sont trop nombreuses pour être exactes ; et la terminologie, tantôt superficielle et approximative, tantôt arbitrairement schématique, s'est toujours enrichie aux, dépens de la clarté (2)...

Complétons et coordonnons cette sémiologie par une brève esquisse de la synthèse clinique.

Les malades ont au réveil la bouche amère ou pâteuse, quelques vertiges pendant la matinée ; un appétit languissant. Cette anorexie, d'ailleurs, les invite à faire usage d'épices diverses et de hors-d'œuvre qui aggraveront leur état.

Trois quarts d'heure ou une heure après les repas se manifestent déjà, surtout à l'épigastre, quelques malaises vagues dont la durée est variable et souvent déterminée par l'alimentation antérieure. — Les douleurs pourront apparaître un peu plus tard ; elles sont essentiellement capricieuses, tant par l'aspect que par la durée. Deux types de souffrances sont à signaler : la douleur *gravative*, la plus fréquente, et la *crampe d'estomac*, paroxystique ou spasmodique, habituelle chez les sujets nerveux.

Quatre à cinq heures après le repas, tout rentre dans l'ordre ; mais le sommeil est ordinairement troublé par des cauchemars, des palpitations, des sueurs froides...

(1) Ou réciproquement la douleur n'est pas l'apanage de l'hypersthénie gastrique, ni de l'hyperchlorhydrie.

(2) Le mot ne devant être, en somme, que le « véhicule de l'*idée* », c'est cette dernière qu'il importe de dégager : et le pathologiste, ici surtout, doit avoir le souci d'interpréter, à l'aide d'une *définition* développée, toute expression mal adaptée aux réalités cliniques.

Les vomissements sont plutôt exceptionnels, mais un certain état nauséeux ne sera pas rare. La fonction intestinale sera plus ou moins troublée : le plus souvent, l'entéro-névrose muco-membraneuse accompagnera l'hyposthénie gastrique ; en dehors de ces cas, la constipation est à peu près la règle.

La dilatation ou la ptose de l'estomac (1), graduellement complétées par une viscéroptose générale, sont à compter parmi les symptômes cardinaux ; l'abdomen est donc flasque et étalé lorsque le malade est étendu sur le dos ; il retombe en forme d'outre lorsque le sujet est debout. Ajoutons que le malade constate parfois de lui-même la *stase* des liquides (clapotement), et, avec un peu d'observation attentive, arrive à discerner assez bien les aliments favorables ou particulièrement mal tolérés.

Tel est, résumé à grands traits, le tableau clinique de l'affection qui nous occupe. Nous avons omis à dessein bien des détails secondaires, ainsi que le *retentissement de ces dyspepsies* sur d'autres fonctions ou appareils (par exemple les troubles de nutrition, les modifications urinaires, les céphalées, etc...) et les *modalités cliniques* provenant du genre de vie habituel, des antécédents pathologiques, de l'état nerveux.... — Néanmoins, l'allure de ces états dyspeptiques nous semble assez indiquée ; et, revenant maintenant à notre objectif, nous dégagerons le traitement hydrothermal dont on devra s'inspirer.

Il convient ici de prescrire *à jeun* une dose *faible* d'abord, puis moyenne (150 à 350 cent. cubes *graduellement*), fractionnée en trois ou quatre prises : on devra baisser de 30 à 45 minutes entre chacune d'elles, et la dernière sera ingérée au moins une heure avant le déjeuner.

Avant le dîner, on donnerait, pareillement, deux à trois doses (100 à 250 cent. cubes en tout).

De plus, d'une façon plus ou moins provisoire, on peut faire

(1) La *dilatation* ne doit plus aujourd'hui être distinguée de la ptose gastrique : c'est une seule et même entité que l'on ne peut scinder, sinon par une division artificielle — Voyez d'ailleurs Cerné et Delaforge, *Radioscopie clinique de l'estomac* (in *Actualités médicales* : Baillière, éd. 1908), où l'on trouvera d'excellents documents relatifs à la gastroptose.

prendre une petite dose (de 80 à 150 cent. cubes) *après* les repas (1) ; on y recourra surtout si les malaises digestifs sont précoces. Le moment opportun ne peut être immuablement déterminé, étant susceptible de varier avec chaque cas particulier : ce serait, *en général,* entre une heure et une heure et demie après la fin du repas.

Pour l'ensemble de ce traitement, dont la durée sera d'environ 25 jours, on s'adressera aux sources *chaudes,* et l'on adoptera *la mieux tolérée :* ce sera, le plus habituellement, Chomel.

Toutefois, si l'appétit est trop insuffisant, le malade pourra prendre le dernier verre (précédant les repas) aux Célestins ou à Mesdames ; mais on se défiera de l'action fâcheuse de toute eau froide vis-à-vis des douleurs gastriques *spasmodiques.*

On associera un *traitement hydrothérapique* dont le rôle sera, ici, particulièrement important. Au début, on aura recours à la balnéothérapie *sédative* à l'aide des bains minéraux tièdes et prolongés, parfois même chauds (au delà de 37°) ; dans le même sens pourraient agir les douches très chaudes (38 à 42°) et de très faible pression (2).

Bientôt, on demandera à cette partie du traitement une action *stimulante générale* (3), mais cela sans brusquerie : d'abord les bains seront plus frais ; puis on soumettra le malade aux bains à eau courante, aux douches tièdes, avec une pression croissante mais sans excès ; ensuite aux douches écossaises, et enfin aux douches froides à forte pression et aux *douches-massages de Vichy* (en faisant masser plus particulièrement l'estomac).

Ces deux dernières pratiques hydrothérapiques, *douches froides* et *douches-massages,* représentent l'aboutissant à peu près obligé vers lequel doit tendre le traitement en cause ; et

---

(1) Et mieux, en *deux* minimes doses, échelonnées à 20 minutes d'intervalle, et dont la première serait plus faible : par exemple 50 cent. cubes la première fois, puis 75 un peu après.

(2) Sans détriment des entéroclyses que pourrait rendre nécessaires l'état de la fonction intestinale.

(3) Pour plus de détails, on devra consulter le *Formulaire d'Hydrothérapie et de Balnéothérapie* que j'ai publié chez J.-B. Baillière et fils, éditeurs à Paris (un vol in-18 de 280 pages).

la nécessité de procéder suivant une progression très douce ne permet encore pas de faire tenir cette cure dans la limite des trois semaines traditionnelles : ce qui fait que le chiffre de « 25 jours » précédemment indiqué devrait être admis *comme un minimum.*

c) Les *dyspepsises sensitivo-motrices à forme hypersthénique* représentent une catégorie où l'élément douloureux est plus prononcé et surtout plus paroxystique. C'est là que se rencontrent, par exemple, les brusques accès gastralgiques liés au *spasme du pylore.* La secrétion présente cependant une tendance à l'hyperchlorhydrie (1), et la musculature gastrique, loin de se relâcher, est assez excitable.

Les sujets atteints de ces affections sont en général des nerveux, des gens ayant abusé des épices, ou des éthyliques. Peut-être aussi s'agit-il souvent de gastrites au début (2).

On donnera ici, quotidiennement, de 500 à 800 cent. cubes d'eau, Hôpital ou Chomel suivant les circonstances (3), en partie à jeun et en partie au moment des accès gastralgiques.

Il convient d'associer les bains minéraux *sédatifs* et les douches tièdes. Ce n'est que *tardivement* que l'on pourrait songer à des procédés hydrothérapiques plus toniques.

Le massage de l'estomac — qui devra être *très doux* — sera également d'une grande utilité.

d) Pour les *gastrites chroniques* (gastrite *muqueuse*, ulcéreuse, surtout d'origine éthylique), on fera boire les malades d'abord à l'*Hôpital*, et bien plus tard à Chomel, suivant les

---

(1) Le *spasme du pylore* peut, d'ailleurs. être envisagé comme une conséquence directe de cette hyperacidité. Le mécanisme pathogénique semble être le suivant : le chyme issu de l'estomac étant plus acide, la saturation intraduodénale exigera de la part des glandes à sécrétions alcalines un effort plus soutenu. Cette stase duodénale du bol alimentaire sera nécessairement prolongée : et pendant ce temps excessif, la contraction physiologique du pylore va s'exaspérer et prendre les caractères d'une tétanisation pathologique.

L'hyperacidité *par acides organiques de fermentation* peut, dans certains cas, conduire aux mêmes désordres.

(2) L'existence de nausées, de *régurgitations* (surtout matinales) d'un liquide plus ou moins glaireux semble bien être, du moins chez les éthyliques affectés de dyspepsie hypersthénique, une *étape préliminaire* de gastrite catarrhale (ou muqueuse).

(3) Chez les paludéens et les hépatiques, on aurait avantage à prescrire la Grande-Grille.

mêmes principes que pour les dyspepsies hyposthéniques (voy. *b*).

On associera, du moins au début, les *lavages de l'estomac* à l'eau de Chomel (six à dix séances : d'abord quotidiennement, puis de jour à autre). Et l'on complètera le traitement par la *balnéothérapie* puis l'hydrothérapie, en insistant, pendant la première quinzaine, sur les formes sédatives, conformément aux règles posées aux deux paragraphes précédents.

Les gastrites anciennes avec *état de dégénérescence avancée* de la muqueuse ne peuvent retirer aucun profit de la cure de Vichy.

e) Dans l'*hyperchlorhydrie* et la *gastrosuccorrhée* (maladie de Reichmann), troubles morbides dont la symptomatologie assez tranchée peut se passer de commentaire, on conseillera de boire *après chaque repas*, au moment des crises doulou-reuses (lesquelles coïncident avec l'hyperacidité maxima), une *dose élevée* d'une des sources les plus chaudes (Chomel sur-tout) : par exemple 400 à 500 cent. cubes divisés en trois prises rapprochées.

Ou bien, *sans attendre la crise douloureuse*, on donnerait systématiquement cette même dose échelonnée en trois (ou quatre) prises pendant chaque période digestive, environ 1 h. 1/2, 2 h. 1/2 et 3 h. 1/2, après la fin du repas. Un meil-leur procédé consisterait à formuler des doses *progressives* : par exemple 100 cent. cubes pour la première, puis 150, puis enfin 200.

De plus, on prescrira une petite dose (1) de la même eau lorsque l'estomac est vide de tout aliment, *mais peu de temps avant les repas*, afin de ne point s'exposer aux effets agres-sifs d'une hypersecrétion réactionnelle sans utilisation diges-tive.

Ces précautions prises, on trouvera là le véritable traitement curatif, les autres verres d'eau rentrant plutôt dans la théra-peutique symptomatique ou « d'attente ».

On instituera en outre un traitement externe, essentielle-ment *sédatif :* les bains minéraux tièdes et prolongés jouent

(1) A augmenter paralèllement à l'amélioration.

encore un grand rôle ici. — En même temps seront pratiqués des lavages de l'estomac (eau de Chomel).

Dans les derniers jours seulement, on en viendra aux *douches* en jet brisé, chaudes d'abord puis tempérées (1).

f) *Dyspepsies avec perversion des fermentations gastriques* (et, aussi bien, *gastro-intestinales*) — C'est vraisemblablement le groupe le plus important de la pathologie gastrique, au moins au point de vue de la *fréquence* qui va grandissant sans cesse.

La perversion des fermentations digestives se meut, le plus ordinairement, dans le cadre des dyspepsies *hyposthéniques et hypopeptiques* que nous avons précédemment étudiées en précisant leur physionomie clinique. Mais on retrouve encore le syndrome fermentatif associé aux *spasmes du pylore*, au cours des *gastrites*, etc... Et là comme ici, la perversion des fermentations, tout en respectant la symptomatologie particulière de l'affection gastrique sur laquelle elle s'est greffée, apporte avec elle un cortège de symptômes idiopathiques dont l'ampleur peut devenir telle qu'ils retiennent à eux seuls presque toute l'attention.

Ces symptômes sont : *au réveil* et *dans la matinée*, des bâillements, un certain état nauséeux, des *éructations* sans saveur, ou aigres, ou putrides (rappelant les œufs pourris). La bouche est amère et pâteuse ; il y a du *pyrosis*, ou tout au moins une « sensation d'âcreté » à la gorge; et l'abdomen, au lieu d'être légèrement excavé comme à l'état normal, est toujours plus ou moins ballonné.

L'ingestion d'aliments est bientôt le signal de malaises plus accusés. Dès la fin du repas, les malades ont l'impression d'un *gonflement* gastrique et abdominal déjà bien pénible, les obligeant souvent à se desserrer et donnant lieu parfois (surtout après le repas du soir) à une véritable *dyspnée*, à laquelle collaborent activement les *intoxications d'origine digestive*.

A ce moment arrive le cycle habituel des malaises dyspeptiques (gêne épigastrique, douleur gravative, etc...). Mais de

(1) La constipation étant de rigueur au cours de l'hyperchlorhydrie, les *grandes irrigations intestinales* à l'eau minérale (chaude et sous faible pression) seront un adjuvant presque indispensable.

nouveaux malaises, propres aux fermentations s'y adjoignent : une *brûlure gastrique* bien localisée ou irradiée à l'œsophage, mais jamais dans le dos, — pyrosis plutôt que brûlure, imputable aux acides de .fermentation : oxalique, acétique, butyrique ; — des éructations, ordinairement aigres et parfois nidoreuses ; un *météorisme abdominal opiniâtre*, avec des alternatives de constipation et de *diarrhée putride* (cette dernière accompagnée de coliques).

Outre la dyspnée nocturne, le sommeil est troublé par des palpitations, des cauchemars, des sueurs froides, et souvent le malade est réveillé par la brûlure épigastrique. — Ajoutons que les vomissements ne sont pas rares et ont la même saveur aigre et écœurante que les éructations.

Telle est l'allure clinique de cette affection. Pour la combattre, on prescrira l'eau de Vichy (sources *chaudes*, en recherchant la meilleure tolérance), *en faible quantité d'abord* et en augmentant ensuite la dose par une *progression prudente :* de 180 à 500 ou 600 cent. cubes par 24 heures. — On l'administrera à jeun, *peu à la fois*, et les doses seront suffisamment espacées. : il faut, en effet, éviter d'alcaliniser le milieu gastrique, sous peine de favoriser les fermentations.

On associera : un traitement hydrothérapique général, inspiré surtout des procédés de stimulation (1) : douches tièdes puis refroidies, douches-massages de Vichy... ; — des lavages d'estomac pratiqués avec de l'eau hyperthermale (42 à 45°, Chomel); — des ferments lactiques très actifs (bulgarine notamment), donnés 1/2 heure avant les repas ; et des préparations d'*orge germée* (alphité, et mieux *amylodiastase*, laquelle se recommande par un emploi très simple et un pouvoir digérant considérable). Ces diastases d'orge germée, que l'on fait prendre vers la fin du repas, sauront entamer sérieusement *dans l'estomac même* la digestion des sucres et féculents, *ce qui diminuera pour autant les risques de putréfaction.* —Souvent encore, la *dyspeptine* sera utile.

· *g)* Dans l'*ulcère rond*, où l'hyperacidité du suc gastrique doit être énergiquement saturée, on donnera le *sous-nitrate*

(1) Néanmoins, il est des cas où il faudra débuter par les *formes sédatives de* l'hydrothérapie, en particulier par les bains tièdes.

de bismuth ou la craie préparée, à haute dose (15-20 gr. par jour), en suspension dans l'eau de Vichy (Hôpital) dont le rôle est, ici, accessoire. — Les lavages d'estomac effectués avec ce mélange sont discutables.

h) Il n'est pas inutile, croyons-nous, de finir par l'étude *complémentaire* d'un syndrome, la *dilatation*. Sans doute, il en a déjà été question au cours de ce qui précède ; mais cependant, ce syndrome mérite de fixer plus longuement notre attention par l'importance qu'il revêt parfois, au point de devenir l'indication thérapeutique la plus urgente.

Dans la *dilatation permanente par trouble évolutif* des hyperpeptiques, on pourra, si la digestion se prolonge trop, *hâter la déplétion* de l'estomac en faisant prendre, *par petites doses rapprochées*, 250 à 300 cent. cubes de Chomel, trois heures environ après le repas.

Mais dans la *dilatation* ou *gastroptose des hypopepti-ques* (1), surtout avec fermentations anormales, ce moyen ne sera employé qu'exceptionnellement, et la dose devra être moindre (150 gr. au plus), puisqu'il faut éviter la réaction alcaline — propice aux fermentations — du milieu stomacal.

Si cette dilatation est notable, les eaux ingérées à jeun ou avant le repas du soir proviendront uniquement du *Puits-Chomel*, plus apte, grâce à sa thermalité, à réveiller la tonicité de l'estomac ; et les doses augmenteront presque quotidienne-ment, mais sans à-coups. — Les lavages de l'estomac à l'eau de Chomel seront de rigueur ; enfin, on se trouvera bien d'associer, concurremment, les bains minéraux *sédatifs* et les douches *stimulantes* (froides mais très courtes, en jet brisé).

Pour en finir avec le traitement des affections gastriques à Vichy, nous poserons en principe que le choix de la source n'est pas indifférent, et que : d'une façon générale, les eaux *les plus chaudes* conviennent surtout aux formes *douloureuses* (l'action sédative maxima étant obtenue avec *Chomel*), et aux dyspepsies dans lesquelles les *fibres musculaires* gastriques sont considérablement relâchées ; — l'*Hôpital* est de rigueur

(1) Nous avons déjà établi (voir § *a*) que la dilatation n'était *qu'un aspect de la ptose gastrique.*

lorsque l'on doit éviter d'exciter la motilité gastrique (par exemple, dans le spasme du pylore) ; — tandis que les eaux *froides* serviront à réveiller l'appétit ou la secrétion peptique, à condition que l'estomac soit *peu douloureux*.

D'ailleurs, ces règles ne sont que les déductions pratiques d'une loi plus générale qui aura la valeur d'un axiome : la source qu'il convient d'employer est celle que désignera la *tolérance gastrique*.

II. — AFFECTIONS DE L'INTESTIN ET TROUBLES DE LA DIGESTION INTESTINALE.

— Dans ce groupe fort important de maladies, le traitement de Vichy, trop longtemps négligé, — peut-être parce que les indications thérapeutiques étaient assez flottantes, — a reçu, de nos jours, l'aide précieuse d'un matériel hydrothérapique perfectionné ; et de nouvelles recherches, mettant à profit les dernières acquisitions de la pathogénie et de la thérapeutique, ont enfin mis en valeur les vastes ressources que cette station thermale offrait dans la plupart des cas.

Aujourd'hui, la cure de Vichy, rationnellement adaptée, occupe, à côté de Plombières (1), la première place dans la

---

(1) Les indications de Plombières sont, d'ailleurs, différentes, et les deux stations peuvent se prêter un mutuel appui. Pour qui veut bien descendre au fond des choses, ce sont à peu près les seules eaux minérales françaises ayant, en thérapeutique intestinale, une *valeur propre et indépendante des interventions hydrothérapiques ou autres*.

Cette remarque n'est point inutile : il importe, en effet, que le public, médical ou autre, soit mis en garde contre les insinuations audacieuses d'une station d'Auvergne qui pousse le *bluff* jusqu'à prétendre monopoliser le traitement des affections abdominales !

Les *eaux* dont dispose la station en question sont cependant *bien inférieures à celles de Vichy et de Plombières* : je me permets donc de rétablir discrètement les faits et de défendre ici la station des Vosges, estimant Vichy suffisamment vengée par une plume autrement autorisée que la mienne, celle du professeur Huchard, membre de l'Académie de Médecine.

Voici, en effet, par quelles paroles ce Maître apprécie les procédés de la ville d'eaux en question :

« Un journal médical d'une localité balnéaire qu'il est inutile de désigner « autrement, pour faire une concurrence à Vichy, n'hésite pas à se placer sous « la protection de Carlsbad à laquelle il compare sa station, tout en la décla- « rant inférieure à Carlsbad, mais en proclamant celle-ci supérieure à Vichy. « L'auteur de cet article, un Français paraît-il, a eu le triste courage d'altérer « ainsi la vérité dans un but que l'on ne parvient pas à comprendre... ou que « l'on comprend trop ! »

thérapeutique hydro-minérale des affections de l'intestin.

a) Les *entérites chroniques*, notamment l'*entéro-côlite* (ou entéro-névrose) *muco-membraneuse* et la *dysenterie chronique*, constituent l'application la plus fréquente du traitement de Vichy dans le domaine intestinal : et l'on peut en obtenir de remarquables résultats.

Mais la cure est tout aussi précieuse dans la *convalescence de dysenterie aiguë* et contre la *lithiase intestinale ;* et elle gagnera ici en efficacité du fait qu'elle s'adresserait, en outre, à l'état général, anémie tropicale ou diathèse uratique.

Au point de vue particulier de la *lithiase intestinale*, cette dualité de l'effort curatif hydrothermal mérite d'être soulignée. En effet, avec l'action locale exercée sur l'intestin par l'eau ingérée et les entéroclyses, on réalise un traitement surtout *symptomatique,* palliatif autant qu'il convient, mais déjà partiellement curatif. D'autre part, l'action générale, susceptible de modifier le tempérament morbide en régularisant les phénomènes intimes de la nutrition, représente le traitement *causal* nécessaire.

En sorte que la cure de Vichy répond à la pluralité des indications réunies ici. Si l'on veut bien se souvenir que la lithiase intestinale a, avec l'entéro-côlite muco-membraneuse « d'étroites connexions » (Dieulafoy), qu'elle en est souvent, au début surtout, la principale manifestation symptomatique (ou peut-être même un facteur étiologique important), on comprendra tout le parti qu'on pourra désormais tirer du traitement de Vichy en pathologie intestinale.

Enfin, les sujets atteints de *typhlite ou pérityphlite chronique* peuvent retirer de grands bénéfices d'un traitement de Vichy judicieusement conduit... Si l'on veut bien considérer maintenant que le traitement s'adresse exactement aux causes *prédisposantes* de l'appendicite (ralentissement de la nutrition, surtout lithiases et diabète), *les seules* accessibles à une cure thermale ; et que, d'autre part, les typhlites et entéro-côlites — précédemment mentionnées — font les frais de bon nombre de maladies improprement appelées « appendicites », on comprendra que, en dehors de Vichy et de Plombières, la thérapeutique intestinale trouverait malaisément de nouvelles indications.

Le traitement comprendra :

L'*eau en boisson*, Hôpital d'abord, puis, tardivement, Grande-Grille : les doses quotidiennes iront, graduellement, de 250 à 750 cent. cubes (3 à 4 doses à jeun et 2 ou 3 avant le repas du soir, par intervalles de 45 minutes) ;

Les entéroclyses à l'eau minérale pure, données dans la position couchée, lesquelles représentent (au moins pour les débuts) la clef de voûte du traitement. Leur technique est à observer avec une grande précision, car une entéroclyse inopportune ou mal donnée n'est pas sans dangers.

Elles seront pratiquées à l'aide d'une sonde intestinale en caoutchouc, longue de 25 à 30 cent., et dont les ouvertures terminales seront deux œillets *latéraux* placés près de l'extrémité. — Parfois aussi, on aura intérêt à se servir d'une sonde à double courant, ceci surtout lorsque l'on recherchera une action résolutive ou antiphlogistique (typhlites, dysenterie...) : mais il serait imprudent de le faire sans surveillance médicale.

La température de l'eau minérale sera prise entre 38 et 48° ; le plus habituellement 42° (donnant l'action sédative optima). — *La pression sera toujours faible* (une pression supérieure à 0^{m}60 serait déjà exceptionnelle) ; et l'on administrera, progressivement, de 1/2 litre à 2 litres 1/4 à la fois, en deux, trois ou quatre reprises : ainsi, la durée totale du contact de la muqueuse intestinale avec l'eau minérale pourra aller de 3 à 15 minutes (1).

En outre, *divers autres moyens thérapeutiques*, utilisés suivant les indications, constitueront de très précieux adjuvants : par exemple, les *bains de Vichy*, tièdes et prolongés, en raison de leurs propriétés sédatives presque toujours indispensables et que, souvent encore, on prescrira pour en obtenir des effets *résolutifs* (typhlo-côlites, entérites avec état inflammatoire...) ; — les *douches sous-marines* (2), dont les pro-

---

(1) Divers petits moyens (notamment le massage léger du ventre et le *décubitus abdominal*) permettront de conserver l'eau assez longtemps et surtout d'obvier aux inconvénients que pourrait présenter, pour la statique des viscères sous-diaphragmatiques, une *surcharge* intestinale dont le poids atteint couramment 2 kilos.

(2) Cette dénomination baroque demande une définition. Il s'agit ici d'un bain général tiède, pendant lequel une onde liquide, un peu plus chaude que

priétés sont surtout antispasmodiques et déplétives ; — et, lorsqu'elle sera possible, l'*hydrothérapie* tiède ou fraîche, sous forme de douches en jet brisé.

Le massage abdominal (toujours extrêmement doux dans les débuts), la mécanothérapie et l'électrothérapie pourront avantageusement compléter le traitement.

b) Il n'a pas été question jusqu'ici de la *constipation :* elle peut, cependant, trouver dans la cure de Vichy les éléments d'une amélioration considérable et souvent même d'une guérison complète.

Mais il convient de préciser la façon dont son rôle doit être envisagé. Il ne faut pas demander à l'eau de Vichy plus qu'elle ne peut donner : elle n'est pas laxative et ne saurait donc, au point de vue qui nous occupe, manifester ses effets par une amélioration *immédiate*. Au contraire, les premiers jours du traitement hydrothermal — si méthodiquement réglé fût-il — sont d'ordinaire une période d'embarras intestinal nettement caractérisé : et souvent il y aura tendance à la coprostase pendant les trois semaines de cure. Je sais bien que des erreurs fondamentales de régime jouent ici un grand rôle : néanmoins, cet état de choses est aussi une conséquence du travail physiologique déterminé par les eaux ingérées. A vrai dire, il y a là une relation de cause à effet qui nous échappe, car les explications que l'on a données ne sont que des hypothèses sans fondements (1).

l'eau ambiante, est projetée régulièrement et doucement *sur l'abdomen*, lequel se trouve ainsi soumis à un *effleurage prolongé*. — L'effet réalisé est à la fois sédatif, antispasmodique et déplétif.

(1) On a parlé d'« insuffisance des secrétions intestinales pendant la première semaine, laquelle laisserait ensuite la place à une hypersecrétion (Jouaust, *les Entérites*) »…. Mais, outre que la tendance à la constipation persiste aussi bien deux et trois semaines, il importe de savoir que, dans ces circonstances, les laxatifs *excito-sécrétoires* n'ont point le monopole exclusif de la réussite thérapeutique : on a souvent avantage à faire appel ici au calomel ou à la noix vomique par exemple, lesquels *excitent le péristaltisme* et, en agissant là où les précédents avaient échoué, nous prouvent que les secrétions ne sont pas seules en défaut.

D'ailleurs, dans la plupart des cas, le laxatif de choix semble être la phtaléine du phénol ; c'est du moins ce produit qui m'a paru l'auxiliaire le plus précieux de ces cures hydrothermales. Or, il convient de le rappeler, elle est d'abord excito-sécrétoire au point d'exercer un véritable *drainage mécanique* de l'intestin ; puis secondairement, *la masse séreuse collectée stimule le péristaltisme* par un réflexe dont le rôle semble *décisif.*

Faut-il admettre que l'action régulatrice et favorisante exercée sur les secrétions intestinales est plus « qualitative » que « quantitative » ; ou que, grâce à une meilleure élaboration digestive, le chyme retient et fixe plus abondamment la secrétion intestinale ?...

En tous cas, rien ne permet de supposer que les glandes intestinales ne bénéficieraient pas de l'action fluidifiante et sécrétoire de l'eau de Vichy ; mais que pourraient-elles, mécaniquement, contre l'épais enduit membraneux, glaireux, stercoral qui tapisse intérieurement le gros intestin ? Il y a là trop d' « arriéré », si je puis ainsi dire ; en sorte que l'effort permettant de dissocier, détacher et expulser cet enduit n'est réalisable qu'avec le concours d'une suite d'interventions thérapeutiques : laxatifs (1), purgatifs même, et surtout *grandes irrigations du typhlo-côlon* et *massage abdominal*.

Mais ce qui rend le traitement de Vichy précieux pour la pluralité des constipés, c'est qu'il a une *action curative et durable*. Soigneusement adapté aux indications, développé graduellement, sans interventions inopportunes, et *suffisamment prolongé*, le traitement de Vichy, en relevant énergiquement la fonction d'assimilation et en améliorant l'état des forces d'une façon souvent surprenante, permet de ramener à la normale l'*état anatomique* des organes digestifs : l'atonie de la tunique musculeuse, les ptoses et le déséquilibre abdominal vont cesser (2) ; la restauration des éléments glandulaires surviendra parallèlement : et, les effets locaux aidant, ce sera bientôt une *restitutio ad integrum* complète de la *fonction* digestive à tous ses degrés, rétablissement fonctionnel qui, pour l'intestin, représente évidemment la *thérapeutique pathogénique de la constipation*.

c) Après tout ce qui a été dit, l'*entéroptose* ne nous retiendra guère. D'abord, nous remplacerons ce terme impropre par celui de « viscéroptose », plus rationnel ; l'entéroptose ne représente, en effet, qu'une des faces de l'ensemble sympto-

(1) Voyez à ce sujet le dernier alinéa de la note précédente.
(2) Sans oublier le relâchement de la sangle musculaire pariétale, que les massages sous l'eau et l'hydrothérapie (formes toniques) permettront de réduire plus complètement.

matique constitué par la ptose des organes sous-diaphragmatiques, au même titre que la gastroptose ou dilatation, par exemple.

La viscéroptose n'est, elle-même, qu'une manifestation particulière d'un *état général d'asthénie*, psychique plus encore que physique : elle relève donc d'un traitement général, variable avec chaque malade et dont la psychothérapie sera souvent l'élément majeur ; et, à côté, des interventions thérapeutiques, physiothérapiques devrions-nous dire, seront *nécessaires* pour ramener la tonicité des fibres lisses et rétablir l'équilibre viscéral. C'est ainsi que doit être envisagé le rôle de la cure hydrothermale dans la gastroptose et l'entéroptose.

Nous avons vu déjà le traitement de la gastroptose à Vichy : l'entéroptose, qui en est cliniquement inséparable, donnera lieu aux mêmes considérations thérapeutiques, auxquelles on ajoutera les moyens propres à améliorer la statique intestinale, notamment les entéroclyses chaudes (et même hyperthermales : 46 à 48°) et les massages *très doux* de l'abdomen.

Ceci procède, d'ailleurs, d'un même principe, qu'il importe d'adapter à toutes les manifestations locales de la *viscéroptose*.

III. — AFFECTIONS DU FOIE ET DES VOIES BILIAIRES. — Avec leur vive sensibilité, la grande variabilité de leurs réactions pathologiques et l'extrême diversité de leurs manifestations fonctionnelles, les voies digestives ont dû retenir longuement notre attention, car leur cure hydrothermale, très complexe de par les indications, exige dans l'application une opportunité rigoureuse.

Mais pour les chapitres de thérapeutique hydrominérale qui vont suivre, la conduite clinique, perdant en mobilité, se prête mieux à une certaine généralisation : nous aurons donc moins de modalités à détailler, et notre exposé pourra être plus concis.

a) *La lithiase biliaire* (dans l'intervalle des coliques hépatiques), qui représente encore une des principales indications de la cure de Vichy, exigera un traitement souple et progressif, surtout si les dernières crises sont de date récente. On donnera, par jour, hors des périodes digestives, de 400 c. cubes à un litre de *Grande-Grille* ou Chomel ; cette dernière ayant une action plus douce sera préférée si l'on craint une colique hépatique.

Ceci sera divisé en 4 à 6 doses. De plus, une petite quantité d'eau (mêmes sources ou Hôpital, selon la tolérance) sera utilement prescrite, au moins les premiers jours, 1 h. 1/4 ou 1 h. 1/2 après les repas.

Le traitement balnéothérapique sera un auxiliaire précieux : *bains minéraux*, tièdes ou même *chauds* (38° ou 39°) s'il y a un certain *état aigu :* douleur périhépatique, crise terminée depuis peu (1) ; bains tièdes, puis douches tièdes ou écossaises (surtout hépatiques) et massage prudent (sous l'eau) dans la négative.

Ce traitement pourra être terminé, en particulier chez les sujets bien entraînés, par des douches froides.

b) La *cholécystite*, la *congestion* et l'*insuffisance hépatiques* d'origine *digestive* (par auto-intoxication) ou *paludéenne* (voy. ci-après, § VI) ; la *cirrhose hépatique hypertrophique*, du moins au début ; et enfin certains cas tout à fait *récents* de *cirrhose atrophique* avec état général assez bon, sont justiciables d'un traitement analogue dans ses grandes lignes : 200 à 500 cent. cubes dans la matinée, 100 à 400 avant le repas du soir, et temporairement, 100 cent. cubes dans la deuxième heure de périodes digestives.

Traitement balnéothérapique approprié, suivant la tolérance et l'état de la sensibilité.

c) La *congestion hépatique* exige quelques considérations complémentaires. En effet, contre ce symptôme, les *entéroclyses* chaudes et mieux encore *hyperthermales* pourront rendre de très grands services en faisant bénéficier le foie et leurs propriétés décongestives et antiphlogistiques. Par une pression restreinte on favorise leur tolérance ; l'usage d'une sonde intestinale à double courant permet de les prolonger.

A un autre point de vue, les *entéroclyses* représentent en-

(1) Pour ces bains chauds, que l'on peut faire supporter 10-15 minutes, il est indispensable de *ventiler* le patient d'une façon continue et de lui lotionner le visage avec de l'eau froide.

core un adjuvant nécessaire pour beaucoup de malades souffrant du *foie* : ceci en entravant les fermentations putrides et
la résorption intestinale de substances nocives. Elles soutien-
dront donc efficacemement la fonction antitoxique du foie
défaillante.

Il suffira d'employer ici l'eau minérale à 42-44°.

IV. — MALADIES PAR RALENTISSEMENT DE LA
NUTRITION. — Le trouble des échanges nutritifs est déjà le
fonds dominant de certains états pathologiques précédemment
étudiés : en particulier, les *lithiases* intestinale et biliaire
sont des manifestations de bradytrophie bien caractérisées.

Les maladies de la nutrition, d'une manière générale, trouvent à Vichy tous les éléments de leur traitement rationnel ;
ce traitement est, de beaucoup, le plus efficace, — peut-être
même le seul valable. En voici donc le détail :

a) Dans le *diabète sucré*, on fera ingérer journellement
(exclusivement en dehors des périodes digestives et par doses
moins fractionnées (1), en vue de favoriser l'absorption) de
400 cent. cubes à un litre (et même au delà) d'eau minérale :
Grande-Grille et Chomel, seulement, ou associés aux Célestins,
à Lardy, à Mesdames, selon la tolérance et l'état des forces (2).

Le traitement agit surtout sur le *diabète gras arthritique ;*
il a bien moins de prise chez les diabétiques amaigris, et de-
viendrait nuisible dans les diabètes insipides.

On associera un traitement *balnéothérapique*, puis des
douches, écossaises, froides, ou mieux avec massage sous l'eau
(douches-massages de Vichy).

L'albuminurie des diabétiques, loin d'interdire la cure de
Vichy, pourra elle-même être améliorée. Elle fera préférer
dans une certaine mesure l'eau des *Célestins* ou celle du
Parc, administrées prudemment, et l'hydrothérapie chaude
ou les bains de chaleur sèche (en caisses).

(1) Moins fractionnées surtout que dans les cas où on cherche à agir sur la
muqueuse gastrique : à l'encontre des « intestinaux » et des « hépatiques »,
les diabétiques ont généralement très bon estomac.

(2) D'une manière générale, un certain état d'*anémie* fera indiquer les sources
ferrugineuses de *Lardy* et de *Mesdames* : de 200 à 400 cent. cubes par jour,
suivant la tolérance.

b) Contre le *rhumatisme* et les diverses manifestations arthritiques des *surfaces articulaires ;* de même encore contre les *névralgies arthritiques* et les *douleurs musculaires* (lombago, etc...), on emploiera, *à l'intérieur,* des doses moyennes (en partie Grande-Grille ou Chomel, et en partie Lucas ou les Célestins) : l'eau sera bue surtout hors des périodes digestives. L'état anémique du malade ferait figurer dans le traitement les eaux ferrugineuses de Mesdames ou Lardy ; l'existence de *dermatoses de nature arthritique* fera insister sur l'eau de Lucas.

Mais le traitement *externe* devient prépondérant : grands bains chauds ou tièdes, bornés à eau courante, en piscine ; *bains de chaleur sèche* (50 à 55°, et au delà s'il y a tolérance ; durée 20 à 25 minutes), en caisses, et bains de lumière; massages à sec ou sous l'eau minérale, selon l'acuité des phénomènes douloureux ; électrothérapie (1).

c) Dans la *lithiase urinaire* ou gravelle uratique, on fera ingérer, hors des périodes digestives, de 400 à 800 cent. cubes d'eau de Vichy par jour, mais *en 6 à 8 doses espacées*, de manière à ne pas créer l'alcalinité permanente de l'urine. En cas de *pyélite, pyélo-néphrite* ou *cystite*, on donnera des doses restreintes et *surveillées*, pendant peu de temps, sous peine de s'exposer à la gravelle phosphatique : 250 à 400 cent. cubes, huit jours durant.

Les eaux utilisées dans ces divers cas seront surtout : la Grande-Grille, Chomel ou l'Hôpital pour les 2/3 du traitement quotidien ; et Lucas ou les Célestins pour compléter la dose.

Le traitement externe consistera surtout en bains minéraux tièdes (ou même chauds) et massages sous l'eau.

d) La *goutte* et *l'uricémie* demandent un traitement alcalin intensif et prolongé, avec intermittences : 30 à 40 jours de traitement dans un même été, en 2 ou 3 périodes. Les eaux seront ingérées à la dose de 400 à 800 cent. cubes (progressivement) par jour, et parfois au delà : Grande-Grille ou Chomel le matin et, en quantité restreinte, un peu après les repas ;

(1) Voyez l'*Electrothérapie à Vichy*, par le Dr P. Haller : Vichy, Wallon, édit., 1905.

vers 5 heures du soir (et, plus tard, 3/4 d'heure avant le déjeuner), on prescrira deux petites doses de Célestins, Parc, Mesdames (ou Lucas si les précédentes ont paru trop froides).

Les périodes actives ne sont point une contre-indication.

On aura le devoir d'associer à ce traitement les bains chauds,
les bains et douches tièdes, les douches-massages de Vichy
(éminemment utiles à ces malades) et les bains de chaleur
sèche. L'électrothérapie et la mécanothérapie pourront être
associées au traitement hydrominéral (de même que, dans certains cas, les sels de lithine, le lycétol, l'urotropine).

e) Pour les autres manifestations de l'hyperacidité, notamment les *migraines* et la *neurasthénie*, on s'en tiendra aux
doses modérées : 200 à 500 cent. cubes, hors des périodes digestives (1), avec un traitement externe : bains tièdes et prolongés d'abord, puis douches chaudes (à pression réduite);
douches tièdes, écossaises ; enfin on en viendra *insensiblement*
à une série finale de douches *froides* et à forte percussion. —
Mais il importe de graduer ce traitement hydrothérapique
(qui devra durer de 4 à 6 semaines) avec beaucoup de douceur.

f) La cure de Vichy sera d'un très grand effet contre l'*obésité* à condition de l'associer au *traitement hygiénique général*. On donnera donc quotidiennement de 400 à 500 cent.
cubes de Chomel ou Grande-Grille, et 200 à 300 cent. cubes
de Célestins ; — on prescrira des bains frais (2), des bains de
chaleur sèche (50 à 60°) suivis de sudation et des massages
sous l'eau quotidiens. Le régime sera strictement réglé, et, en
outre, on appliquera concurremment la *cure de terrain*.

g) Dans la *dysménorrhée arthritique*, on complétera le
traitement général de l'arthritisme par les bains de siège à
eau courante, chauds ou tièdes, durant 10 à 15 minutes, et
les irrigations vaginales prolongées à l'eau minérale pure
(température 42 à 45°). L'usage d'un spéculum grillagé pendant les bains est encore à recommander.

(1) Dans l'hypothèse d'une fonction digestive *normale*.
(2) Administrés suivant la méthode du Dr Deschamps, de Rennes (Voir
Société de Thérapeutique, 23 nov. 1901, p. 472 du *Bulletin*).

V. — AFFECTIONS GYNÉCOLOGIQUES. — Dès long-temps, on a reconnu l'efficacité de Vichy contre les *états con-gestifs de l'appareil génital de la femme,* du moins après la période aiguë : métrites (cervicales ou totales), para-métrites annexites, vulvo-vaginites...

De même, pour *calmer les douleurs* dans ces affections et dans les *déviations* utérines ; — pour modifier favorablement des *secrétions génitales* anciennes ; — pour combattre les troubles de la *ménopause*, etc...

Les ressources mises à profit dans ces divers cas seront :

a) L'*eau en boisson* (Hôpital, Chomel, Lucas ou Mesdames suivant les nécessités) ; — mais surtout :

b) Les *bains de siège à eau courante*, avec irrigation vagi-nale permanente (eau minérale chaude ou tiède, selon que l'on recherche une action décongestionnante ou résolutive) ;— *c*) les *grands bains minéraux*, prolongés avec *irrigation vagi-nale* (hyperthermale ou seulement tiède), ou port d'un spé-culum grillagé ; — *d*) enfin les *douches sous-marines*, séda-tives et déplétives pour les viscères pelviens.

Le massage et l'électrothérapie seront souvent d'excellents adjuvants.

A un autre point de vue, le traitement de Vichy sera extrêmement utile *contre les auto-intoxications gravidiques,* surtout lorsque le foie est insuffisant (1).

VI. — SYNDROME ABDOMINAL COLONIAL. — Je réunis sous ce nom *l'ensemble de lésions viscérales et de troubles fonctionnels* que l'on retrouve avec une assez remar-quable constance chez les Européens ayant fait un séjour du-rable dans nos colonies intertropicales, ou simplement dans l'intérieur de l'Algérie, de la Tunisie, du Maroc et de l'Egypte.

Bien que relevant d'un concours de causes morbides assez différentes tant par leur origine que par leur mode d'action, ces désordres méritent absolument le qualificatif de « *syn-*

(1) Observations personnelles et communication orale du professeur-agrégé Guérin-Valmale, de Montpellier.

drome », à la fois en raison de leur fréquence, de la physionomie clinique caractéristique qu'ils donnent aux malades et surtout de la *coexistence* à peu près inévitable des causes susceptibles de les engendrer.

Comme les principaux symptômes observés frappent les viscères sous-diaphragmatiques, la dénomination de « syndrome *abdominal* colonial » me semble suffisamment justifiée. (Je dois ajouter, toutefois, qu'elle a le tort de ne pas englober les symptômes importants fournis par l'aspect des téguments et l'examen du sang.)

[ÉTIOLOGIE]. — Le conflit des *causes* presque fatalement associées qui aboutissent à ce syndrome comprend :

a) Le *paludisme*, qui anémie, entrave l'hémopoïèse, crée la *splénomégalie*, la *périsplénite*, le *foie paludéen* avec toutes ses conséquences, et enfin cachectise (1).

b) En même temps existent des perturbations plus ou moins profondes du côté de l'*appareil digestif*, relevant tout à la fois : de la *chaleur excessive*, qui engendre l'inappétence et l'atonie gastrique ; de l'*irrégularité* dans les heures des repas ; de l'abus presque fatal des *épices* et *condiments*, poivre, piment, pickles... ; de fautes nombreuses dans le *régime alimentaire* (consommation fréquente de conserves, gibiers, etc., défaut de variété dans l'alimentation, usage de boissons défectueuses, abus de la glace et des boissons frappées, etc.); enfin de l'*éthylisme*, trop répandu encore et plus néfaste que dans nos contrées.

c) Troisième source : la *dysenterie* et les autres *entérites*, si fréquentes dans les colonies, et qui, lorsqu'elles ne conduisent pas jusqu'à l'abcès du foie, participent toujours dans une certaine mesure à la *congestion hépatique* et aux *cirrhoses digestives* avec gros foie. Au surplus, entérites et dysenterie ont une tendance marquée à passer à l'état *chronique*.

(1) Pour toutes ces questions, consultez les remarquables travaux de *Kelsch et Kiener*, le traité des maladies des pays chauds du professeur *Brault* (d'Alger), celui de *Sir Patrick Manson* (dont la traduction française vient d'avoir une nouvelle édition) et le traité du Paludisme du professeur *Crespin*.

[PATHOGÉNIE ET SYMPTÔMES]. — Les désordres digestifs ainsi déterminés se traduisent :

D'abord, par un *état dyspeptique* progressif, susceptible d'évoluer soit dans le sens de l'hypopepsie, soit plutôt dans le sens de l'*hypersthénie*, ou encore aboutissant à l'instauration d'une *gastrite* toujours sévère.

Ces différentes modifications pathologiques donnent lieu à des *signes cliniques, subjectifs et objectifs*, bien caractérisés ; en particulier, l'on trouverait d'une *façon presque constante* : de la *douleur épigastrique*, intermittente sinon continue, habituellement spontanée (il y a, tout au moins, une sensation de *brûlure* passagère après les repas) ; de la dilatation ou *gastroptose*, et une lenteur parfois considérable des digestions.

Assez souvent, d'ailleurs, de violents *accès gastralgiques* aggravent le cas. L'hyperchlorhydrie vraie paraît moins fréquente.

D'autre part, l'intestin est plus ou moins touché même en dehors de toute dysenterie : et l'examen du malade révélera bien souvent de la *douleur à la palpation* du cœcum et du côlon ascendant ou transverse : de l'entéroptose ; et, plus fréquemment encore, du météorisme.

En outre et surtout, ces troubles digestifs retentissent sur le foie qui présentera tous les stades d'altération ; depuis la simple *congestion* avec légère douleur et faible augmentation de volume, jusqu'au *gros foie dyspeptique* le plus affirmé.

Enfin, à ces symptômes se superposeront ceux qui proviendraient du paludisme ou de la dysenterie. Rappelons seulement, sur ce sujet, que le *foie paludéen* sera tantôt une hépatite paludéenne aiguë ou subaiguë, tantôt une hépatite nodulaire chronique, tantôt enfin — et c'est le cas le plus fréquent — il évoluera vers la cirrhose paludéenne.

Dans la généralité des cas, outre une coloration *bistrée*, subictérique ou même ictérique des téguments, ces lésions hépatiques se traduiront par l'*augmentation du volume du foie* (l'atrophie étant assez exceptionnelle), de la *douleur* locale, de la *périhépatite* et, à un stade plus avancé, de l'ascite.

[TABLEAU CLINIQUE]. — De ce concours de causes pathologiques, auxquelles échappent difficilement les coloniaux, résulte donc l'ensemble symptomatique suivant :

a) D'une part, *teint* bistré, bronzé ou ictérique, suivant l'état du foie ;

b) D'autre part, — et c'est là ce que j'ai défini « syndrome abdominal colonial », — *foie gros et douloureux ; grosse rate ; estomac ptosé,* avec *douleur ou brûlure digestive* (sinon permanente) et *douleur à la pression ; ballonnement abdominal* parfois considérable, et presque toujours *douleur à la palpation de l'abdomen* (surtout au typhlo-côlon), symptomatique d'un certain degré d'entérite ; enfin *viscéroptose* souvent complète (1).

Ce syndrome est entièrement justiciable de la cure de Vichy.

[TRAITEMENT HYDROTHERMAL]. — Le traitement, — qui subira d'importantes modifications suivant que domine tel ou tel symptôme et en tenant compte de l'état de la nutrition, — comportera, en ligne générale :

a) Eau en boisson, hors des périodes digestives (et en prescrivant pour la *matinée* les 3/5es de la dose totale) : entre 300 et 780 cent. cubes (Grande-Grille, Chomel ou Hôpital selon les nécessités ; — on associera Lardy ou Mesdames s'il y a de l'anémie ; — peut-être aussi les Célestins, mais à la condition que la tolérance soit parfaite : ni diarrhée, ni accès palustres).

Environ *une heure et quart* après les repas : 100 à 150 cent. cubes (par doses échelonnées) de Lardy ou *Hôpital.* (En principe il est utile de faire figurer dans les prescriptions une certaine quantité d'eau ferrugineuse ; mais on s'attacherait, avant tout, à la faire tolérer.)

b) Bains minéraux, tièdes et prolongés ; bains *chauds* (2)

(1) Je devrais ajouter les *symptômes rénaux* (lithiase, hydronéphrose intermittente, néphrites...), qui, pour être moins constants, présentent néanmoins une fréquence inaccoutumée.
(2) Pour ces malades, plus encore que pour les autres, il est urgent de faire lotionner le front et les tempes avec de l'eau froide pendant toute la durée des bains à 37° et au-delà.

en cas d'intolérance des précédents (ou si leurs effets sédatifs étaient insuffisants) ; bains à eau courante et douches sous-marines. Puis *douches à percussion* (jet brisé) chaudes ou tièdes et douches *en cercles* (plus prolongées) ; plus tard, douches écossaises ou alternatives ; et enfin douches *fraîches*.

Les douches seront dirigées avec plus d'insistance sur le foie et la rate et *sans violence*. On n'en abaissera la température que *très prudemment*, les malades de cette catégorie étant particulièrement sensibles à l'eau froide.

c) On adjoindra au traitement les *entéroclyses* (en position couchée), chaudes et prolongées en principe; elles seront même indispensables s'il y a de la constipation ou de l'entérite. On n'oubliera pas que ces irrigations intestinales, données à l'aide d'une sonde rectale simple ou à double courant, sont un excellent moyen d'améliorer l'état du foie *par action décongestive directe* et, en outre, par réduction au minimum des fermentations intestinales.

L'eau minérale, employée pure, aura entre 42 et 48° ; on administrerait progressivement, sous faible pression, de 3 à 6 litres, *à diviser* en 3 ou 4 doses.

d) Enfin, *si la sensibilité le permet*, on aura recours aux *massages* légers et progressifs, surtout les massages sous l'eau; on insistera sur les viscères abdominaux. A défaut, on pourra toujours recommander les *frictions* sèches (au gant de crin ou de flanelle) et alcoolisées.

VII. — AUTRES APPLICATIONS DE LA CURE DE VICHY. — *a*) DIVERSES INTOXICATIONS sont justiciables du traitement de Vichy :

Les auto-intoxications d'origine digestive (qui peuvent d'ailleurs se confondre avec les dyspepsies par perversion des fermentations et l'insuffisance hépatique) et les *toxi-dermatoses* (acné, couperose, urticaire, eczéma léger...) seront traitées comme les dyspepsies fermentatives et l'arthritisme. On donnera 400 à 600 cent. cubes par jour d'Hôpital ou Chomel, avec une certaine proportion de Lucas ou du Parc, et on associera surtout les *lotions locales* (à la source Lucas), les *bains minéraux* et les *entéroclyses*.

Seront traitées d'une façon analogue les *intoxications qui auraient pour effet d'amoindrir l'alcalinité du sang* (notamment par la glycérine, le sulfonal...).

Quant à l'*acétonémie diabétique*, accident soudain, qui exige un traitement prompt et énergique, elle relève plutôt du bicarbonate de soude à haute dose.

b) ACTION ADJUVANTE DE LA MÉDICATION IODURÉE. — A ce point de vue la cure de Vichy n'offre rien de particulier ; on donnerait, *en boisson*, l'eau des sources chaudes, de 200 à 700 ou 800 cent. cubes, *prudemment*, en surveillant la tolérance et la tension artérielle.

On associerait les *bains minéraux*, chauds ou tièdes, et les *douches* tièdes, projetées avec douceur.

c) APPAREIL RESPIRATOIRE — On prescrira encore, à l'intérieur, l'eau de Vichy au cours des *laryngites et bronchites* subaiguës ou chroniques, non tuberculeuses, à l'effet de fluidifier les secrétions et de modifier les muqueuses respiratoires (1). Associer ici les gargarismes et pulvérisations à l'eau de Chomel et les inhalations d'oxygène.

d) DANS LES AFFECTIONS DES VOIES URINAIRES indépendamment de la lithiase, précédemment considérée (2), l'eau de Vichy ingérée (Hôpital, Lucas, Célestins) permettra de rendre les urines moins irritantes et de modifier les épithéliums.

VIII. — APPLICATIONS EXTERNES. — Enfin, à l'intérieur, l'eau de Vichy employée sous des formes multiples (*bains* minéralisés à 60, 80 %, et même à l'eau minérale *pure ; lotions*, etc.) sera toujours fort utile pour débarrasser la peau et les muqueuses des *secrétions*, acides ou grasses, et de la *desquamation* épidermique, qui empêche la perspiration cutanée ; en outre, pour calmer les prurits.

(1) En dehors des bronchites à répétition sur terrain *arthritique*, les formes humides, ainsi qu'on doit le prévoir, ne retireront aucun bénéfice de ce traitement.

(2) Avec les *Maladies de la Nutrition* (*IV*).

CHAPITRE IX

Contre-indications

a) Les *types extrêmes des affections gastriques* pour lesquelles l'eau de Vichy est habituellement indiquée deviennent une contre-indication : ainsi l'*apepsie,* l'*hyperchlorhydrie considérable*, la *gastrite chronique avec atrophie prononcée* de la muqueuse...

b) De même : le *diabète maigre* avec déchéance profonde de l'organisme ; la *tuberculose pulmonaire des diabétiques*, surtout à une période avancée ; les *diabètes insipides*.

c) La goutte chronique *à forme asthénique*.

d) La *néphrite chronique* lorsque les lésions sont étendues.

e) L'*artério-sclérose grave*, surtout lorsqu'elle coïncide avec l'âge avancé ou une constipation tenace. — Enfin, la *tendance aux phénomènes congestifs du côté de l'encéphale*, si elle n'est pas toujours une contre-indication formelle, *devra tout au moins, même dans les cas peu inquiétants, faire interrompre ou modérer le traitement*.

CHAPITRE X

Modes d'administration des eaux

Il n'est pas inutile de synthétiser sommairement, dans une rapide revue d'ensemble, les moyens thérapeutiques dont dispose la cure de Vichy. — Nous savons qu'ils sont de deux ordres :

L'*eau prise en boisson,* à la source même ; et les *pratiques balnéothérapiques et hydrothérapiques,* tout aussi nécessaires, ne serait-ce que pour *favoriser la tolérance* d'une eau minérale toujours très active et facilement congestionnante.

I. — EAU EN BOISSON. — Toutes les sources étudiées au début de ce travail se prêtent à l'administration interne (1) ; mais le choix de la source n'est pas indifférent : ainsi, contre les manifestations arthritiques, on pourrait tirer parti, selon les circonstances, de toute la gamme des eaux de Vichy.

Voici quelques données sur les raisons de cette différenciation thérapeutique .

a) On choisirait telle ou telle source suivant l'état de la sensibilité et de la motricité gastrique, suivant le pouvoir peptonisant du suc gastrique, ou même parfois en considération de la formule chimique gastrique, etc...

Pour les autres indications, on s'inspirera de considérations analogues ; en outre, on ne manquera pas de mettre dans la balance certaines particularités de *minéralisation* (sources *ferrugineuses,* etc...).

Les sources que réclameront plus spécialement les symptômes observés ont été désignées dans les pages précédentes. Il n'y a d'ailleurs rien d'absolu dans ces attributions particulières, — l'absolu thérapeutique est à l'antipode du sens

(1) Sauf la source Boussange, qui n'a pas de buvette.

clinique ! — et l'on ne saurait trop rappeler que la source *à adopter* doit être, bien souvent, *la source la mieux tolérée.*

b) On n'oubliera pas que la tolérance n'est pas seulement locale et immédiate : et ainsi, on ne se bornera point à envisager la susceptibilité de la muqueuse gastrique ou les nécessités créées par la maladie à traiter, mais encore, — surtout en cas d'hypertension artérielle ou d'artériosclérose commençante, — on réglera la thérapeutique d'après l'existence ou l'absence de phénomènes congestifs encéphaliques.

c) Ces réserves étant faites, on peut poser en principe que *les sources chaudes,* Chomel, Grande-Grille et Hôpital, sont tout à la fois *les plus efficaces, les plus sédatives* et *les mieux tolérées.* — En particulier, elles conviendront mieux que toute autre contre les états d'hyperesthésie de la muqueuse gastrique, dans les cas de digestion ralentie, avec ectasie de l'estomac, dans les affections du foie et de l'intestin.

Les eaux froides (et de préférence les Célestins ou Hauterive) ne sont guère utilisables *en saison* que dans les cas de lithiase urinaire, de goutte, chez certains diabétiques et dans divers états d'anorexie.

Enfin, les deux sources les plus chargées en sel de *fer* seront prescrites à titre d'adjuvant aux anémiés, notamment aux paludéens et aux chlorotiques. Mais il est très bien entendu qu'elles sont seulement *auxiliaires* des eaux chaudes.

II. — TRAITEMENT EXTERNE. — Il comprend :

a) Les *bains minéraux,* à la fois sédatifs et toniques : *sédatifs* en raison de leur minéralisation alcaline et de leur température usuelle (bains franchement *chauds,* utiles notamment contre les coliques hépatiques et néphrétiques ; ou bains *tièdes et prolongés,* d'une application très fréquente).; — et *toniques,* grâce surtout aux bulles de CO_2 qui viennent recouvrir toute la surface immergée.

La température des bains couramment prescrits est, en général, de 34 à 36° ; leur *durée optima* se tient entre 30 minutes et une heure. Tous les anciens cliniciens de Vichy ont insisté sur cette durée nécessaire des bains, et les observations quotidiennes confirment l'importance de ce détail. Le bain habituel est *demi-minéralisé*, ce qui lui donne environ 750 grammes de bicarbonate de soude : je rappelle que les malades devront vérifier cette minéralisation.

La *tolérance* des bains est parfaite si le malade a soin de s'éventer et de se rafraîchir le visage : les velléités d'intolérance proviendraient surtout, nous l'avons dit, de la nappe de CO^2 mis en liberté et respiré par le patient.

Seront également très recommandables les *bains minéraux à eau courante*, plus stimulants ; — et, contre l'obésité, les bains frais, ou mieux *rafraîchis*, selon la méthode du Dr Deschamps (de Rennes), lesquels sont *excitants des combustions internes*.

b) Les *douches* seront en jet brisé, à pression variable : l'action déterminée sera franchement *sédative* avec les douches *chaudes et sous faible pression*, ou fortement *excitante* s'il s'agit de douches *froides et à pression élevée*, ceci avec tous les intermédiaires.

La température sera comprise entre 12° et 44°, et la pression entre 2 et 20 mètres (cette dernière répondant à 2 atmosphères ou 2 kilogrammes). — La durée variera davantage encore : à partir de quelques secondes, et *au plus* une minute pour les douches froides ; mais jusqu'à 3, 4 et même 5 minutes pour les douches à température élevée.

Les douches *écossaises* et *alternatives* combinent ces divers facteurs de manière à multiplier les effets thérapeutiques (1).

Les *douches en cercles* seront utiles surtout contre les *congestions hépatiques* et *spléniques* non accompagnées de sensibilité vive, et la splénomégalie. On leur demande le plus souvent une action révulsive.

c) Les *bains de siège à eau courante* trouveront leurs indications contre les engorgements pelviens, la dysménorrhée des arthritiques et la néphroptose.

d) Les *entéroclyses* ou douches intestinales en *position couchée*, fort bien installées à Vichy, deviennent un moyen de

---

(1) Pour toutes ces questions, voy. Odilon Martin, *Formulaire d'Hydrothérapie et de Balnéothérapie ;* Paris, J.-B. Baillière et fils, édit., 1900.

traitement de plus en plus indiqué : elles rendront notamment de grands services contre la constipation, les entérites et la congestion hépatique. Nous ne reviendrons pas sur les multiples détails donnés à propos de ces diverses applications.

e) Les *massages sous l'eau minérale* en position *horizontale* constituent un traitement *spécial à Vichy*. C'est une méthode thérapeutique extrêmement rationnelle et efficace (en raison de l'état de relâchement de *tous* les muscles réalisé par la position couchée). Aussi l'a-t-on appelée à juste titre *douche-massage de Vichy*.

f) Enfin, d'autres pratiques externes sont journellement mises à contribution : les douches *sous-marines* (c'est-à-dire : administrées dans un bain), qui ont été définies à propos du traitement des affections intestinales (1) ; les *bains de chaleur sèche* et de *vapeur*, la *photothérapie*, l'*électrothérapie* et la *mécanothérapie* (qui disposent d'un matériel très complet), le *massage* à sec, etc... — Leurs applications ont été signalées opportunément.

(1) Voy. chapitre VIII, § II.

CHAPITRE XI

Médications adjuvantes

On évitera, pendant la cure de Vichy, d'administrer les médicaments dont l'urgence ne se fait pas sentir ; cette prescription conservera toute sa valeur lors même que ces médicaments se rapporteraient à la maladie qui a motivé la cure thermale.

a) Toutefois, on sera fréquemment obligé d'administrer des *laxatifs* : nous nous sommes longuement étendu sur ce sujet en nous occupant de la constipation (1) ; il nous reste seulement à fixer quelques détails.

Le plus souvent, ces laxatifs devront être cholagogues, hydragogues et stimulants du péristaltisme, tout à la fois ; et d'autre part, les effets irritants leur sont interdits... Ce qui fait que la *phtaléine du phénol* (2) se trouve être, dans la pluralité des cas, le laxatif de choix (entre 0 gr. 20 et 0 gr. 60 centigr. à prendre au coucher, ou mi-partie au coucher, et mi-partie au réveil, — doses pour adultes). — Assez fréquemment encore, on se trouve en présence de constipation *spasmodique :* et alors il faut faire appel à un médicament susceptible de faire cesser ce spasme musculaire.

Le prototype de ces laxatifs d'un genre particulier est la *belladone*, et l'on prescrirait alors de 0 gr. 01 à 0 gr. 03 cgr. d'extrait alc. de belladone (avec : poudre de belladone, P. E.), ceci sous surveillance. — La jusquiame et le cannabis indica peuvent lui être associés.

Si l'action cholagogue doit être plus énergique, on aura re-

---

(1) Voy. chapitre VIII, § II, *b).*

(2) Pour les *modes d'administration, doses, incompatibilités* et autres détails utiles concernant tous ces médicaments, consultez le *Nouveau Formulaire Magistral de Thérapeutique et Pharmacologie*, par Odilon Martin, avec préface du prof. Grasset ; — 1 vol. in-18 de 930 pages, 3ᵉ édition 1908 (J.-B. Baillière, édit. à Paris).

cours au *calomel*, aux pilules glutineuses ou kératinisées de bile, au Bov-hépatic. C'est encore au calomel que l'on s'adressera (ou à une faible dose de noix vomique) si l'on veut exciter plus vivement la tunique musculeuse de l'intestin.

La phénolphtaléine, comme laxatif usuel, pourrait être remplacée — s'il y avait lieu de lui trouver un succédané — par le *citrate de magnésie* effervescent, toujours très bien accepté, par le *podophyllin* et le *cascara sayrada* en cachets ou pilules, ou par de petites quantités d'huile de ricin (en capsules).

Enfin, si une intervention *dérivative-intestinale* et *drastique* semble utile, on aura recours à l'*aloès* associé à la *gomme-gutte* (pilules écossaises).

b) Ceci nous amène à envisager les cas où l'on est obligé de prescrire une *purgation* franche.

Et d'abord, nous poserons en principe que tout malade devrait être soigneusement purgé *quelques jours avant* de venir à Vichy pour une cure : cette simple précaution favoriserait dans une assez large mesure l'*action thérapeutique hydrothermale*, ainsi que la *tolérance.*

Pendant la cure il pourra être nécessaire d'en appeler aux purgatifs ; ceci surtout dans deux ordres de circonstances : d'abord, si l'on craint (et à plus forte raison, si l'on voit s'esquisser) des *phénomènes congestifs* cérébraux (céphalée, vertiges persistants, en particulier chez des sujets âgés et voués à l'artériosclérose). Dans ces conditions, les purgatifs de choix sont l'aloès, le jalap, la gomme-gutte (1).

Et, d'autre part, on n'hésitera pas à purger en présence d'un embarras gastro-intestinal persistant, avec état saburral, météorisme prononcé, diarrhée ou constipation... On prescrirait alors l'huile de ricin, ou les purgatifs salins, notamment une limonade gazeuse au citrate de magnésie (à bonne dose).

Le jour de la purgation, le traitement hydrominéral sera

(1) Les *Pilules écossaises d'Anderson* à la dose de 2 à 4, et l'*eau-de-vie allemande* sont à recommander au premier chef.

suspendu au moins jusque vers 3 heures de l'après-midi, *et mieux* pendant la journée entière (1).

c) Quelques autres médications pourront intervenir pendant le traitement de Vichy et lui apporter un utile concours : ainsi, *contre le météorisme intestinal* excessif avec *fermentations putrides,* le *peroxyde de magnésium,* si précieux par son dégagement prolongé d'oxygène *naissant* ; et les *ferments lactiques* dont le plus énergique m'a paru être la Bulgarine.

Dans les formes sévères des dyspepsies hyposthéniques, et surtout dès *dyspepsies par perversion des fermentations gastriques ou intestinales,* alors que le lait, les pâtes d'Italie, les dérivés des céréales et quelques purées farineuses feront la base de l'alimentation, on faciliterait grandement la digestion en recommandant l'usage des *diastases vivantes de l'orge germé* : l'Alphité, ou mieux l'*Amylodiastase,* plus active et surtout d'un emploi bien simplifié. Grâce à cette précaution qui diminue fortement les risques de fermentations vicieuses et allège dans la plus large mesure le travail des organes digestifs, on hâtera l'avènement de la période où les eaux donnent leur effet : et le traitement hydrothermal, conduit avec moins de retenue, sera finalement beaucoup plus profitable.

Dans les cas d'hyper-acidité considérable du contenu stomacal, on pourra, pendant quelques jours encore, administrer concurremment les *carbonates de chaux* et de *magnésie* (par doses décroissantes).

Dans tous les cas d'insuffisance hépatique et comme *traitement prophylactique des coliques hépatiques,* on prescrira les capsules glutineuses ou kératinisées de bile, et mieux encore une préparation à base d'extrait *total* de foie : le Bov-hépatic mérite à cet égard une mention spéciale et rendra les plus grands services (2).

(1) Je ne prétends pas enserrer, dans ces seuls cas, les indications des purgatifs pendant la cure. Il peut s'en présenter d'autres, dont le médecin traitant sera seul juge : par exemple l'imminence du *coma diabétique.*
(2) Il devrait être systématiquement conseillé contre la *lithiase biliaire* : les malades auront tout intérêt à en ingérer une ou deux cuillerées *pendant la nuit.* Ainsi éviteront-ils sûrement la stagnation prolongée de la bile dans la vési-

Enfin nous nous bornerons à citer, pour mémoire, une série de traitements adjuvants dont nous avons eu déjà l'occasion de nous occuper suffisamment : le *massage* et la *mécanothérapie*, l'*électrothérapie*, les inhalations d'*oxygène* ; — et, sans entrer pour cela dans le traitement des coliques hépatiques, bien en dehors de notre cadre, nous mentionnerons un dernier médicament que l'on devra souvent avoir sous la main : le *salicylate d'amyle* ou *amylénol*. Ce produit, dépourvu de l'odeur pénible de son congénère méthylé, peut lui être substitué pour le traitement de la colique hépatique imminente selon la méthode du Dr Chambard-Hénon : et dès les premiers symptômes prémonitoires, on n'hésitera pas à faire un *large badigeonnage* d'amylénol sur la région hépatique, avec enveloppement consécutif à la gutta-percha (1).

cule ; et l'on sait que cette immobilisation du contenu vésiculaire entre le repas du soir et le premier déjeuner du matin est une condition nécessaire de la *formation des calculs.*

(1) Voy. l'article paru sous ma signature dans le *Montpellier Médical* du 9 mars 1902.

CHAPITRE XII

Hygiène alimentaire et Régimes

Si l'on ne veut pas contrarier ou amoindrir l'effort thérapeutique de la cure hydrothermale, si l'on souhaite vraiment que le traitement auquel on se soumet à Vichy puisse, avec toute l'ampleur possible, développer tous ses effets salutaires, il est *absolument indispensable* de le compléter par une hygiène diététique judicieusement réglée.

En d'autres termes, tout malade se soignant à Vichy devra s'en tenir à une *ration alimentaire* dûment adaptée à des *nécessités individuelles* ; il devra surtout *suivre étroitement, le régime qui convient le mieux à son état.*

Je passerai rapidement sur les considérations relatives à la *ration normale d'entretien*, sous peine de sortir du cadre de ce travail. D'ailleurs, toutes ces questions, notamment les données permettant de conformer le régime alimentaire aux besoins physiologiques de chacun, ou, en d'autres termes, de *proportionner les recettes nutritives à l'usure organique*, sont exposées dans une brochure qui vient de paraître (1) : j'y renvoie le lecteur qui y trouvera tous les renseignements indispensables pour l'établissement de la ration.

Je me bornerai à rappeler ici que les principes nutritifs *nécessaires à l'entretien de la vie* sont de trois ordres : matériaux albuminoïdes, hydrates de carbone et graisses ; que l'on peut y adjoindre une *quantité modérée* d'alcool ; et que la *ration-type*, autrement dit celle que doit recevoir un homme se livrant à un *travail moyen* (à la fois physique et intellectuel) pourra être ainsi déterminée :

Albuminoïdes....	1 gr. 30	par
Graisses............	0 gr. 65	kilogramme
Hydrates de carbone............	6 gr. 50	corporel
Alcool........	0 gr. 65	

(1) Voy. *Ration d'entretien et Régimes alimentaires*, par Odilon Martin ; br. de 64 pages in-8, éditée à l'Imprimerie générale du Midi à *Montpellier*, et chez Asselin et Houzeau, à *Paris*, 1908.

ration dont le *rendement* est, approximativement, de *39 ca-lories* (par kilogramme corporel). On remarquera que tous les nombres figurant ci-dessus présentent entre eux des relations fort simples qui les feront retenir facilement.

Ainsi donc, pour un homme de poids moyen et bien proportionné (pesant, nu, 65 kilogr. et mesurant 1 m. 70) cette ration journalière devra se composer de :

Albuminoïdes......................	84 gr. 50
Graisses...........................	42 gr. 25
Alcool.............................	42 gr. 25
Hydrates de carbone..	422 gr. 50

Mais la ration doit être bien moins importante si le sujet est au repos, tandis qu'elle s'élèvera considérablement (à 50 calories par kilogr. corporel *et au-delà*) pour un homme accomplissant un travail physique très pénible. De même, dans ce dernier cas, la proportion relative des *matériaux albuminoïdes* et celle de l'*alcool* croîtront notablement, ces deux catégories d'aliments jouant le rôle d'*excitants*.

On tiendra compte de l'*âge* et du *sexe* : l'enfant a besoin, pour sa croissance, d'une ration plus abondante (pour une même unité du poids s'entend) ; et la femme aura toujours une ration un peu inférieure à celle d'un homme de même poids.

On saura encore que la ration alimentaire ne doit pas être basée sur le poids *total* des obèses... Bref, il y a une foule de « considérants » que nous ne pouvons qu'effleurer ici et pour lesquels je ne saurais trop engager, une fois encore, à se reporter à ma publication « *Ration d'entretien et régimes alimentaires* », où l'on trouverait, au surplus, toutes les références bibliographiques utiles.

J'en arrive donc à l'étude au *point de vue qualificatif* des régimes alimentaires auxquels, d'après le diagnostic et les indications subséquentes, pourront être soumis les malades justiciables du traitement de Vichy.

Pour éviter toute erreur d'interprétation, il sera bien entendu que *chaque malade devra suivre à Vichy un régime spécial*, plus ou moins sévère, répondant à une des ordonnances formulées plus loin ; mais ces régimes *ne sont pas immuables* et varieraient au gré des indications nouvelles qui peuvent surgir (par exemple, des modifications seront apportées parallèlement aux améliorations acquises). Et surtout, le malade saura voir dans ce régime de Vichy non seulement un auxiliaire *précieux* et *nécessaire* de la cure hydrominérale, mais encore *un enseignement pratique d'hygiène alimentaire dont il fera son profit pour la suite.*

Quelques mots encore avant d'entrer dans le détail de ces régimes.

Par une série d'études approfondies portant à la fois sur le domaine de la physiologie, de la pathologie générale et de la chimie, on est arrivé à concevoir d'une façon plus exacte les phénomènes de la digestion et de la nutrition, aussi bien que la pathogénie des dyspepsies, des bradytrophies, des lithiases, etc. On a mieux connu la composition des aliments, leur destinée dans l'organisme, leurs dégradations : et tout ceci a modifié sensiblement — en la simplifiant — la compréhension des régimes diététiques.

En sorte que l'on a pu grouper et fusionner les régimes de bien des affections plus ou moins distinctes ; la multiplicité inquiétante de ces régimes — bien faite pour décourager les meilleures volontés — s'efface graduellement, à mesure que l'unité et la logique en transforment les principes directeurs. Et ainsi, pour l'ensemble des malades qui pourront recourir au traitement de Vichy, les régimes alimentaires peuvent être ramenés à deux grandes formules générales : à la première sera empruntée l'alimentation des malades souffrant d'*affections gastriques, intestinales, hépatiques,* de *lithiases,* de *goutte,* d'*arthritisme ;* ce sera encore la formule applicable aux *coloniaux,* qui résument souvent plusieurs de ces affections. — Et l'autre formule synthétisera le régime des *diabétiques.*

Mais je me hâte d'ajouter que cette conception des régimes ne sera exacte et valable que si on la fait suivre d'un correctif d'extrême importance : il s'agit de la *notion de gradation dans la formule diététique.*

Cette nouvelle notion se substituant à la multiplicité plutôt empirique des régimes, ne remplace pas une complexité par une autre. Elle doit être ainsi comprise : les affections de l'appareil digestif (y compris le foie), les maladies par ralentissement de la nutrition (lithiases, etc., le diabète étant seul réservé) sont, avons-nous dit, *solidaires devant l'hygiène diététique* ; ce fait reste acquis. — Mais suivant l'étape de la maladie, suivant son ancienneté, sa gravité, son retentissement sur l'état général, le régime applicable *sera plus ou moins rigoureux, plus ou moins exclusif* : il présentera lui-même des étapes successives que l'on abordera graduellement, en se laissant induire par l'évolution de la maladie.

En principe, on devrait toujours considérer comme *provisoire* un régime *exclusif*, d'autant plus temporaire qu'il différerait davantage du type normal ; et on n'instituera un semblable régime qu'avec l'arrière-pensée d'en sortir dès que les circonstances le permettront.

Voyons maintenant les ordonnances diététiques prévues pour les diverses catégories de malades.

I. — AFFECTIONS DE L'ESTOMAC, DE L'INTESTIN, DU FOIE. — SYNDROME COLONIAL. — MALADIES DE LA NUTRITION (à l'exception du diabète).

A. — **Régime lacté**. — Toutes les deux heures, le malade prendra un bol de lait, *sous les réserves suivantes :* « Le lait sera, autant que possible, de traite récente ; il devra provenir d'une vache rigoureusement saine. *Ces conditions étant assurées*, il pourra être donné cru : sinon, *il sera bouilli, ou mieux pasteurisé* (chauffage à 72-75° et brusque refroidissement). »

Si l'on a des doutes sur la qualité du lait dont on dispose, il sera préférable de recourir au *lait suisse condensé* (Nestlé).

TOLÉRANCE DU RÉGIME LACTÉ. — Le lait froid est généralement mieux accepté par l'estomac. — On favorisera davantage la tolérance en donnant du lait *écrémé*, du *petit lait*. — Enfin les laits fermentés, *kéfir* (n° 2 surtout), *koumys* (de 24 heures), lait à la *lactobacilline*, *yoghourt*, de même que le lait *homogénéisé* (Lepelletier), sont plus recommandables encore : leur emploi pourra être de rigueur pendant un certain temps.

Certains petits moyens favorisent la digestion du lait : a) addition de 1 p. 4 *d'eau alcaline et gazeuse* (Vichy : Célestins ou Hauterive ; Vals :

Perle n° 5); — *b*) addition d'*eau oxygénée médicinale* à 10 volumes : deux à trois cuillerées à café par litre de lait ; — *c*) recommandation de boire le lait *lentement*, à petites gorgées, et de sucer ensuite une pastille de Vichy ou une brindille de réglisse, afin de provoquer une secrétion salivaire abondante.

Mais le moyen *le plus efficace* pour assurer la digestion (ainsi que l'assimilation) consiste à additionner chaque bol de lait de *1/2 cuillerée à café environ) d'Amylodiastase* de Thépénier, chauffée à 60° (ferment digérant très actif, provenant de l'orge germé). — Est encore recommandable le Lab-lacto-ferment (de Mialhe).

Les fermentations digestives anormales et la *diarrhée* seraient combattues par le coupage à l'aide d'eau seconde de chaux (1 pour 3 ou 4 de lait) ; et mieux par l'usage du *peroxyde de magnésium* ou d'un bon *ferment lactique* (Bulgarine...). — *La constipation* nécessiterait le coupage par une décoction d'orge ou d'avoine, ou également l'usage (plus prolongé) des ferments lactiques.

B. — Régime mitigé. — On sortira, dès qu'il sera possible, de cette diète trop exclusive pour lui substituer un régime légèrement élargi, qui permette un *apport de principe alimentaire plus rationnel au point de vue des proportions respectives* ; — par exemple, la ration :

« *Lait*, 2 litres ; — *sucre* (dans le lait), 120 gr. ; — *biscottes* ou *pain grillé* 150 gr. », laquelle répond à la teneur suivante : Albuminoïdes, 80 à 90 gr. ; hydrates de carbone, 300 à 330 gr. et graisses, 80 gr. environ.

C. — Régime progressif (étape lacto-farineuse et retour au carnisme). — *a*) Graduellement, on diminuera la quantité de lait et le nombre des repas pour arriver à *quatre petits repas* par jour (8 et 11 heures du matin, 4 et 7 heures du soir, celui de 11 heures étant le plus important). Et on on ajoutera au régime :

Des *bouillies de céréales, surtout diastasées* (ou maltées), en préférant l'*orge* et l'*avoine*, puis le *froment* et le *riz* : « Céréales maltées de la Société d'Alimentation diététique (surtout l'aristose, l'avenose, la gramenose) ; Benedictus-aliment ; céréales de Favrichon (notamment : céréales granulées et farines mélangées) ; farine essentielle et aliment-Totus d'Heudebert ; blédine de Jacquemaire ; farine lactée de Nestlé ; phosphatine Falières ; bananine de Mialhe ; nutrilactine. »

Des *potages maigres* aux pâtes fines d'Italie, à la semoule, au tapioca, au gruau (d'avoine, orge ou froment), à la crème de riz ; et des soupes de ces mêmes grains grillés. — Tous ces potages seront au lait ou préparés au beurre et sel ;

Du bouillon de poireau et de *légumes* divers ;

De la *crème*, du *beurre frais*, certains fromages *jeunes et frais* tels que : Petit-Gervais, demi-sel.

b) Viendront ensuite : *toutes les pâtes fines d'Italie* (bien cuites, au lait ou à l'eau salée, et auxquelles on ajoutera du *beurre frais* au moment de servir); les *purées* de pommes de terre, fonds d'artichauts, cardes, crosnes du Japon, pois ou lentilles (même préparation); — et les *légumes verts* (chicorée, laitue, dent-de-lion, doucette, feuilles de cardes, épinards) bien cuits et hachés finement (on évitera toujours de faire fondre le beurre qui les assaisonnera).

Les asperges, les haricots verts et l'oseille (trop acides) ainsi que les choux (trop fermentescibles) seront toujours *interdits*.

En même temps apparaîtront dans le régime des *fruits bien mûrs* ou *cuits*, en proscrivant seulement les variétés trop acides (groseille par exemple), les noix et similaires et les fraises.

Les raisins *bien mûrs* seront permis (en rejetant les pellicules et pépins): mais ils ne seraient consommés en quantité notable (cures de raisins) que si l'appareil digestif les supportait parfaitement, et en l'absence de toute hypertension artérielle.

Parmi les fruits les plus recommandables à tous égards sont les *bananes* : on leur donnerait toujours la préférence.

Ajouter, comme fromages : le Neuchâtel, le camembert et le Brie (toujours *très peu faits*).

c) Troisième étape : sous la réserve d'une tolérance reconnue satisfaisante, on adjoindra enfin au régime des albuminoïdes d'origine animale :

D'abord, des *œufs très frais*, crus, à la coque, brouillés ou pochés ;
De la *carnine*, excellente préparation, toujours bien tolérée ;

Puis : des *cervelles* (de mouton surtout), du *jambon* cru, finement divisé (mêlé aux œufs brouillés, par exemple) ;

Un peu plus tard, du *poulet* rôti, chaud ou froid; — de l'agneau et du veau rôti ; le gigot et la côtelette de mouton ; du bœuf grillé, rôti ou bouilli. — *Il y aura avantage* à donner ces mêmes viandes *hachées* et mieux *pulpées* ; elles sont plus recommandables encore, *en principe*, si elles sont ingérées *crues* : mais pratiquement, on ne peut les permettre ainsi que si elles sont rigoureusement saines.

Seront encore permis : quelques poissons de rivière *légers* (brochet, truite et perche), et, sous réserves, certains poissons de mer (dorade, rouget, merlan, sole, barbue, loup, sar, turbot et morue fraîche) : *la condition essentielle pour que l'on puisse permettre les poissons (et surtout le poisson de mer), c'est qu'ils soient pêchés depuis très peu de temps ; et leur prohibition* — trop souvent nécessaire maintenant — *sera fondée sur leur insuffisante fraîcheur au moment de la consommation*. Ce qui devient, malheureusement, le cas habituel pour les poissons de mer depuis que la *grande pêche* prend tant d'extension et que les intermédiaires entre le pêcheur et le consommateur se multiplient.

(Les poissons seront cuits à l'eau salée et présentés avec du jus de citron, ou une sauce faite d'un peu de beurre, farine et jaune d'œuf ; — ils pourront encore être frits, mais le malade laisserait de côté l'enveloppe de friture.)

A ce stade du régime, on insistera toujours sur les légumes (sus-indiqués), les pâtes d'Italie, les laitages, les fruits désignés. — Ajouter comme desserts, des flans, des gâteaux de semoule ou de riz, des gâteaux secs (régimette d'Heudebert, petit-beurre, Albert...), les brioches au beurre (bien travaillées), quelques biscuits.

PAIN. — A toutes les étapes de ce *régime progressif,* les malades devront consommer seulement des *biscottes* légères (et friables), dans le genre des *biscottes de Vœbt*, très digestibles : mais pas encore de pain, même grillé.

BOISSONS. — Eau pure, eau d'Evian ou de Thonon, Vals-Carmen ; lait (coupé d'eau du type Saint-Galmier) ; thé léger (au lait) ; — et mieux : *infusions* d'oranger, verveine, tilleul, mauve, à boire *chaudes* ; et orangeade chaude (très recommandable).

Plus tard, un peu de Bordeaux (plutôt blanc) étendu d'eau.

D. — Régime habituel.

a) — ALIMENTS ET BOISSONS DONT ON DEVRA COMPLÈTEMENT S'ABSTENIR

Epices et *condiments* de tout genre : poivre, moutarde, cornichons, câpres, muscade, piccallili, etc.

Tous les *hors-d'œuvre*. — Toutes les *sauces relevées* ; les sauces *acides,* (notamment vinaigrette).

Œufs durs.

Viandes grasses. — *Porc* frais et charcuterie (le jambon maigre est seul *permis*. — *Viandes faisandées*. — *Gibier noir* (notamment tout le gibier à poil).

Crustacés : langouste, homard, écrevisses, crevettes, coquilles de Saint-Jacques, coquillages lourds (crus ou cuits).

Toutes les fritures (petits poissons, pommes de terre).

Poissons gras et lourds : anguille, maquereau, carpe, saumon et truite saumonée, thon. — Poissons salés et fumés.

(En outre, d'une façon générale, tout poisson dont l'état de fraîcheur inspirerait quelque doute sera *catégoriquement prohibé.*)

Choux, oseille, aubergines, carottes (permises seulement en purée) ; *haricots en grains,* pois chiches et fèves ; champignons et truffes.

Fromages forts (roquefort)

Crudités : salades, radis, concombres.

Fruits crus en général (*à l'exception de* : pêche fondante, poire fondante ; raisins bien mûrs, mangés sans les pellicules ni les pépins ; bananes ; oranges douces et mandarines, dont on rejettera la trame fibreuse).

Petits fours, dragées et *toutes les sucreries*. Sirop. — *Pâtisseries grasses et très sucrées. Pâtes lourdes* et épaisses : crêpes, beignets.

Vin pur, *vins sucrés et vins riches en alcool* (au-delà de 10°) : *Madère, Frontignan, Porto*.

Vins acides (ce qui est le cas des vins *jeunes* et de beaucoup de vins blancs notamment).— *Vins riches en tannin* (vin rouge, surtout de Bourgogne).

Apéritifs et liqueurs. Glaces, boissons *glacées*.

b) Aliments permis en quantité restreinte et seulement en cas de tolérance parfaite

Pain frais, pain mal cuit.

Sauces et graisses? (Le beurre *frais* est *permis* assez largement, mais à condition d'être consommé *en nature* ou fondant dans les purées, pâtes d'Italie.)

Raves, navets, haricots verts. — Asperges? (A interdire en cas de lithiase urinaire ou biliaire, et toutes manifestations d'arthritisme.)

Sucre, dans le café, le lait, les entremets. (Excellent aliment, dont l'usage serait modéré s'il survenait des fermentations digestives trop abondantes.)

c) Aliments recommandables et dont sera composé le régime ordinaire

N.-B. — Sont en *italiques* les aliments *les plus digestibles, les plus assimilables*, ou encore ceux *qui donnent le minimum de toxines*. C'est à ces seuls aliments que ferait appel un régime plus rigoureux; c'est aussi par eux qu'on débuterait en abandonnant le régime lacté.

Huîtres (1) *bien fraîches* (excellent eupeptique).

Bouillies de céréales (surtout d'orge, de froment, avoine, riz) diastasées (ou maltées) : « *phosphatine Falières, Benedictus-aliment, farine essentielle d'Heudebert, céréales maltées de la Société d'Alimentation diététique* (surtout l'aristose, l'avenose, la gramenose), *céréales de Favrichon* (notamment céréales granulées et farines mélangées), *bananine de Mialhe, farine lactée Nestlé, nutrilactine* ».

Potages maigres, au lait ou préparés avec de l'eau salée, du beurre et un peu de pâtes d'Italie (ou semoule, crème de riz, tapioca, purée de pommes de terre; ou, enfin, diverses farines de légumes secs)...— Ces potages, toujours ingérés chauds, seront épais dans le cas d'atonie gastrique.

Bouillon de veau ou de poule (aux pâtes)...

Potages au bouillon de bœuf bien dégraissé (par refroidissement et passage au travers d'un linge humide), additionnés ou non de tapioca, semoule, pâtes, sagou, salep.

---

(1) Seront considérées comme *impropres à la consommation* les huîtres des éleveurs ne se conformant pas à la circulaire ministérielle. — Le consommateur peut, tout au moins, s'assurer du *brossage avant la mise en paniers*, ce qui est déjà une indication; j'ajouterai que l'inobservance des mesures d'hygiène doit faire encore proscrire les huîtres de l'étang de Thau.

(Si les potages émoussaient l'appétit, il serait préférable de les prendre vers la fin du repas, comme des purées.)

Œufs crus, œufs à la coque (*peu cuits*), œufs brouillés ; plus rarement, œufs au plat (qui devront être peu cuits et avec le minimum de beurre), **et omelettes légères.**

Cercelles, cuites dans une petite quantité d'eau ou de bouillon de bœuf (dégraissé) ; *ris* et langue de veau.

Viande crue pulpée (recommandable surtout si la *fonction gastrique* est en meilleure situation que la fonction intestinale).

Poulet jeune, pigeon jeune ; *volailles rôties, chaudes de préférence* (y compris les faisans, cailles et perdreaux frais).

Filet de bœuf rôti ou grillé, préalablement battu avec le plat du tranchet.

Côtelettes d'agneau ou *de mouton.*

Gigot d'agneau, de chevreau, de mouton (rôti ou cuit à la vapeur).

Jambon (*cru de préférence et maigre*), *finement divisé* : par exemple, mêlé aux œufs brouillés.

Sole, barbue, merlan, loup, turbot, raie, bouillis et mangés avec du sel, un peu de jus de citron, ou encore une sauce très simple, à la crème, à la fécule ou au jaune d'œuf.

Sole, merlan, rouget, truite, frits : enlever soigneusement la peau et la friture.

Brochet et perche au court-bouillon.

Pommes de terre cuites à l'eau ou à la vapeur, mangées avec un peu de sel et de beurre frais. — *Pommes de terre en purée,* préparées avec du bouillon, du lait... On pourra y ajouter des jaunes d'œufs. — Soufflé de pommes de terre.

Purée de julienne, artichauts, cardons, céleris, pois, lentilles, topinambours, maïs, carottes (châtaignes ?) cuites ou à l'eau salée, et auxquelles le beurre sera ajouté seulement sur table (afin de n'être pas fondu). En principe, ces purées seront passées au tamis ou au presse-purée.

Farine de *riz, avoine, maïs,* en bouillies (voir en tête de l'article)

Légumes verts bien cuits et passés au tamis (blettes, cardes, peu de haricots verts).

Epinards, chicorées, laitues, dent-de-lion, doucette, endives, feuilles de blettes, cresson, bien cuits (au jus ou au lait, avec addition de beurre frais sur table) et finement hachés (ou même passés au tamis).

Petits pois à la crème (passés au tamis de présence). — Salsifis tendres (même préparation).

Pâtes fines d'Italie, bien cuites (*au jus ou à l'eau salée, en ajoutant du beurre frais sur la table ; sans fromage*).

Entremets au lait et aux œufs, crèmes renversées, flans, œufs à la neige, peu sucrés. — Gâteaux de riz, de semoule.

Crème fraîche, fromage blanc. — Fromages peu faits : *Petit-Gervais, demi-sel,* chèvre (jeune), camembert, Brie.

Fruits cuits et passés au presse-purée. — Gelées. — Compotes et marmelades bien cuites et sucrées. — *Bananes,* dattes, pêches fondantes, raisins (sans pellicules ni pépins), oranges bien mûres et mandarines (sans la trame fibreuse). — A la rigueur, prune très mûre.

Gâteaux secs (petit-beurre, Albert). Biscuits à la cuiller. Brioche au beurre bien travaillée

Pain très cuit et pain rassis; préférer la *croûte*. — Et mieux *biscottes légères, notamment celles du D^r Vœbt ; pain Essentiel d'Heudebert.*

Boire du bon vin (Bordeaux, Saint-Georges), coupé d'eau ; ou, si l'on veut éviter le tannin, un peu de vin blanc qui sera aussi peu acide que possible (type *Graves* ou *Sauterne.*)

Et mieux, boire de la bonne *eau pure*, de l'infusion d'orge germée (Alphité), ou une eau faiblement minéralisée (Evian, Châteline). Bière légère (genre Pilsen) ; bière de malt, non alcoolisée.

Manger lentement, et bien mastiquer ; boire peu, et surtout peu à la fois. (Eviter de boire au début du repas).

Vers la fin des repas, *deux cuillerées à café d'Amylodiastase* (à prendre dans un peu d'infusion chaude) assureront, s'il y a lieu, la digestion des féculents, céréales, pâtes alimentaires (et du pain).

Après le repas, pendant une demi-heure au moins, *exercice modéré,* s'il y a tendance aux congestions (lourdeur de tête, etc.) ; sinon *repos intellectuel et physique,* mais sans sommeil, en principe. — Et boire une infusion très chaude de tilleul, oranger, verveine, ou même café léger.

Faire examiner la dentition tous les six mois régulièrement : chez les dyspeptiques surtout, elle devra être tenue dans un état irréprochable.

II. — DIABÈTE SUCRÉ

Le régime des diabétiques n'est pas *uniforme* : *il est encore moins exclusif* au sens absolu du terme. Les hydrates de carbone, directement transformables en glucose, ne leur seront point refusés d'une façon totale et définitive (ce qui est d'ailleurs pratiquement irréalisable) : le régime consistera à *réduire plus ou moins, dans des limites déterminées, l'apport en matériaux hydrocarbonés.*

En d'autres termes, ces malades recevront, par leur alimentation journalière, une quantité *connue* et *prévue à l'avance* d'hydrates de carbone, et qui devra être égale *à la quantité qu'ils sont susceptibles d'utiliser.*

L'évaluation de cette dernière se fera par une série d'analyses d'urines. Sans entrer autrement dans ces détails, nous dirons que l'on permettra :

les 2/3 de la quantité qui aura paru tolérée, si le sujet a *moins de 35 ans* ; les 3/4 vers *40 ans* ; les 9/10 à partir de *45 ans*.

Au surplus, ici encore, bien des détails utiles, relatifs à la *conduite du régime*, sont résumés dans le travail déjà cité (1) : le lecteur devra donc s'y reporter.

A. — Régimes exclusifs. — Deux sortes de régimes « exclusifs » sont mis en vigueur dans certains cas du moins d'une façon *provisoire* :

a) La *cure de pommes de terre*, qui consiste à donner pour tout aliment, au malade, 1 kilogr. ou 1500 gr. par jour de pommes de terre cuites à l'eau.

b) Et le traitement par la *farine d'avoine* de Von Noorden : « Bouillie préparée avec 250 gr. de farine d'avoine et 300 gr. de beurre, auxquels on ajoute 100 gr. de blancs d'œufs battus. Un peu de vin ou Cognac. — Café fort. »

B. — **Régime usuel**
a) ALIMENTS DÉFENDUS

Sucre, mets sucrés, confiseries...

Fruits très sucrés, secs ou non : dattes, figues, raisins, cerises, prunes (surtout les Reine-Claude), bananes, melons ; — châtaignes.

Riz (79° d'hydrocarbones), seigle, maïs et froment (très riches en amidon).

Petits pois, lentilles, haricots blancs, fèves...

Oseille, betteraves, carottes.

Pâtes d'Italie (79 °/₀).

Fritures.

En outre : viandes marinées ; — gibiers (surtout faisandés) ; — épices et *toutes substances alimentaires interdites par l'arthritisme ou trop propices à l'auto-intoxication intestinale.*

Apéritifs. — Vins doux et mousseux. — Liqueurs.

b) ALIMENTS AUTORISÉS SOUS RÉSERVES (*en se basant sur la tolérance*).

Pain : *mais seulement 60 à 80 grammes par jour de croûte de pain grillée.* — Et mieux, remplacer le pain par 150 grammes de pommes de terre cuites à l'eau, — par le pain d'Aleurone, les biscottes de Vœbt (10 °/₀ d'amidon seulement), le pain Fougeron.

Lait (contient 44 à 52 gr. de sucre °°/₀) : sera en général bien toléré jusqu'à *1 litre par jour environ.*

(1) O. Martin, *Ration d'entretien et Régimes alimentaires.*

Epinards, laitues, chicorées et toutes les salades cuites (sont à peu près *dépourvus* d'hydrates de carbone).

Topinambours, artichauts, choux-fleurs, salsifis, scorsonères, crosnes, cardons, haricots verts (sauf uricémie), oignons, poireaux, champignons : tous ces légumes contiennent des quantités d'hydrocarbones très restreintes. Ils devront être *cuits à grande eau et égouttés*.

Les asperges (7 °/₀), raves, navets, radis, le cresson et la choucroute seront plus *surveillés*.

Fruits permis : a) les fruits huileux (noix, noisettes et amandes) ;

b) Les groseilles (1 1/2 °/₀ de sucre ; se méfier de l'*acidité*), framboises (3,9 °/₀), pêches, poires, pommes, abricots, et même les prunes mirabelles ; ces fruits n'ayant pas plus de 6 à 7 °/₀ de sucre seront généralement *tolérés*.

Enfin, les viandes (sans sauces), les graisses (beurre surtout), la cervelle, le ris de veau, les huîtres, les sardines à l'huile, les poissons non frits (sauf les contre-indications de l'arthritisme...) ; — les olives, la crème et les fromages sont franchement recommandables.

Boissons : eau rougie, eaux minérales alcalines (type Vichy) coupées de vin rouge ou blanc ; — préférer les Bordeaux, le Saint-Georges.

Nettoyer soigneusement les dents et les gencives après chaque repas.

* *

[Appendice]

Dans le but de faciliter, aux malades venant à Vichy, l'observance des *régimes alimentaires,* en même temps que pour encourager les maîtres d'hôtel à mettre en pratique ces règles diététiques par la création de *tables de régimes,* j'ai promis d'indiquer — à titre purement officieux — les *hôtels où l'on pourra suivre les régimes précédemment détaillés.*

En voici la première liste : je suis bien convaincu qu'elle n'est pas close et que nos hôteliers, comprenant mieux l'intérêt de nos malades, — d'ailleurs inséparable du leur, — me permettront d'allonger considérablement cette liste dans une prochaine édition :

HÔTEL DE MENTON.
HÔTEL D'AMÉRIQUE.
NOUVEL HÔTEL.
VILLA MILLET-RAMIN.

HÔTEL DES ALPES.
PAVILLON SÉVIGNÉ.
VILLA DE FLORENCE.
VILLA HUBERT.

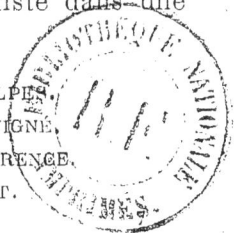

TABLE DES MATIÈRES

CHAPITRE I. — Considérations préliminaires... 5

CHAPITRE II. — Etude pharmacologique..................... 8
  Composition des principales sources de Vichy............... 10

CHAPITRE III. — Physiologie et pathologie générales........ 11
  I. — Applications externes.................................. 12
  II. — Administration interne............................... 14
    a) Modifications générales du milieu gastrique..... 14
    b) Effets généraux déterminés après absorption (nutrition, etc). 18

CHAPITRE IV. — Examen critique de l'hypo-alcalinité organique : légitimité de la thérapeutique alcaline................ 22

CHAPITRE V. — Action thérapeutique...................... 40
  I. — Action locale 40
  II. — Administration interne............................... 40
    a) Absorption.. 40
    b) Elimination... 41
  III. — Action sur l'appareil digestif....................... 41
    a) Estomac et digestion gastrique....................... 41
    b) Intestin, foie, pancréas et digestion intestinale........... 42
    c) Observations particulières............................. 44
  IV. — Action sur la nutrition............................. 45
  V. — Action sur les secrétions 46
  VI. — Action sur le sang et l'état général 47

CHAPITRE VI. — Amorçage de l'action thérapeutique des
iodures... 48

CHAPITRE VII. — Tolérance............................... 50

CHAPITRE VIII. — Indications et conduite clinique........... 51
  I. — Affections de l'estomac et troubles de la digestion gastrique. 51
    a) Dyspepsies alimentaires ou prémonitoires................ 51

b) Dyspepsies hyposthéniques et hypopeptiques.............. 52
c) Dyspepsies sensitivo-motrices à forme hypersthénique...... 56
d) Gastrites chroniques................................ 56
e) Hyperchlorhydrie et gastrosuccorrhée 57
f) Dyspepsies avec perversion des fermentations gastriques.... 58
g) Ulcère rond 59
h) Dilatations 60

II. — *Affections de l'intestin et troubles de la digestion intestinale...* 61

a) Entérites chroniques. entéro-côlite muco-membraneuse, dysenterie chronique; convalescence de dysenterie aiguë; lithiase
intestinale ; typhlite et pérityphlite chroniques.......... 62
b) Constipation.. 64
c) Entéroptose et viscéroptose.............................. 65

III. — *Affections du foie et des voies biliaires*................. 66
a) Lithiase biliaire 66
b) Cholécystite : congestion et insuffisance hépatiques d'origine
digestive ou paludéenne : cirrhose 67
c) Congestion hépatique et entéroclyses 67

IV. — *Maladies par ralentissement de la nutrition*............. 68
a) Diabète sucré 68
b) Rhumatismes, névralgies arthritiques, douleurs musculaires,
dermatoses 69
c) Lithiase urinaire ; pyélite, pyélo-néphrite, cystite... 69
d) Goutte, uricémie.................................... 69
e) Autres manifestations : migraines, neurasthénie............ 70
f) Obésité........... 70
g) Dysménorrhée arthritique... 70

V. — *Affections gynécologiques*........................... 71

VI. — *Syndrome abdominal colonial*.................. 71
[Etiologie] 72
[Pathogénie et symptômes]........................... 73
[Tableau clinique]................................... 74
[Traitement hydrothermal]............................ 74

VII. — *Autres applications de la cure de Vichy*......... 75
a) Intoxications 75
b) Action adjuvante de la médication iodurée............... 76
c) Appareil respiratoire 76
d) Voies urinaires...... 76

VIII. — *Applications externes*.............................. 76

CHAPITRE IX — CONTRE-INDICATIONS........................ 77

CHAPITRE X. — MODES D'ADMINISTRATION DES EAUX 78

I. — *Eau en boisson* 78

II. — *Traitement externe* 79

CHAPITRE XI. — Médications adjuvantes 82
   a) Laxatifs 82
   b) Purgatifs 83
   c) Peroxyde de magnésium : ferments lactiques ; diastases
      d'orge germé ; carbonates de chaux, de magnésie, extrait hé-
      patique total ; amylénol 84

CHAPITRE XII. — Hygiène alimentaire et régimes 86

I. — *Affections de l'estomac, de l'intestin, du foie ; syndrome co-
    lonial ; maladies de la nutrition (à l'exception du diabète).* 89
   A. Régime lacté 89
   B. Régime mitigé 90
   C. Régime progressif (étape lacto-farineuse et retour au carnisme) 90
   D. *Régime habituel* 92

II. — *Diabète sucré* 95
   A. Régimes exclusifs 96
   B. *Régime usuel* 96

Appendice 97

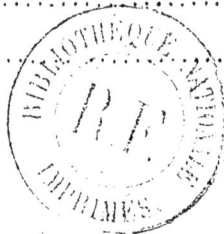

TOURS, IMP. PAUL BOUSREZ — J. ALLARD, SUCC'.

www.ingramcontent.com/pod-product-compliance
Lightning Source LLC
Chambersburg PA
CBHW071527200326
41519CB00019B/6096